Le guide pratique pour faire un jeûne ou une cure détox

Jeûner à la maison

Justine Lamboley

Le guide pratique

pour faire un jeûne ou une cure détox

Jeûner à la maison

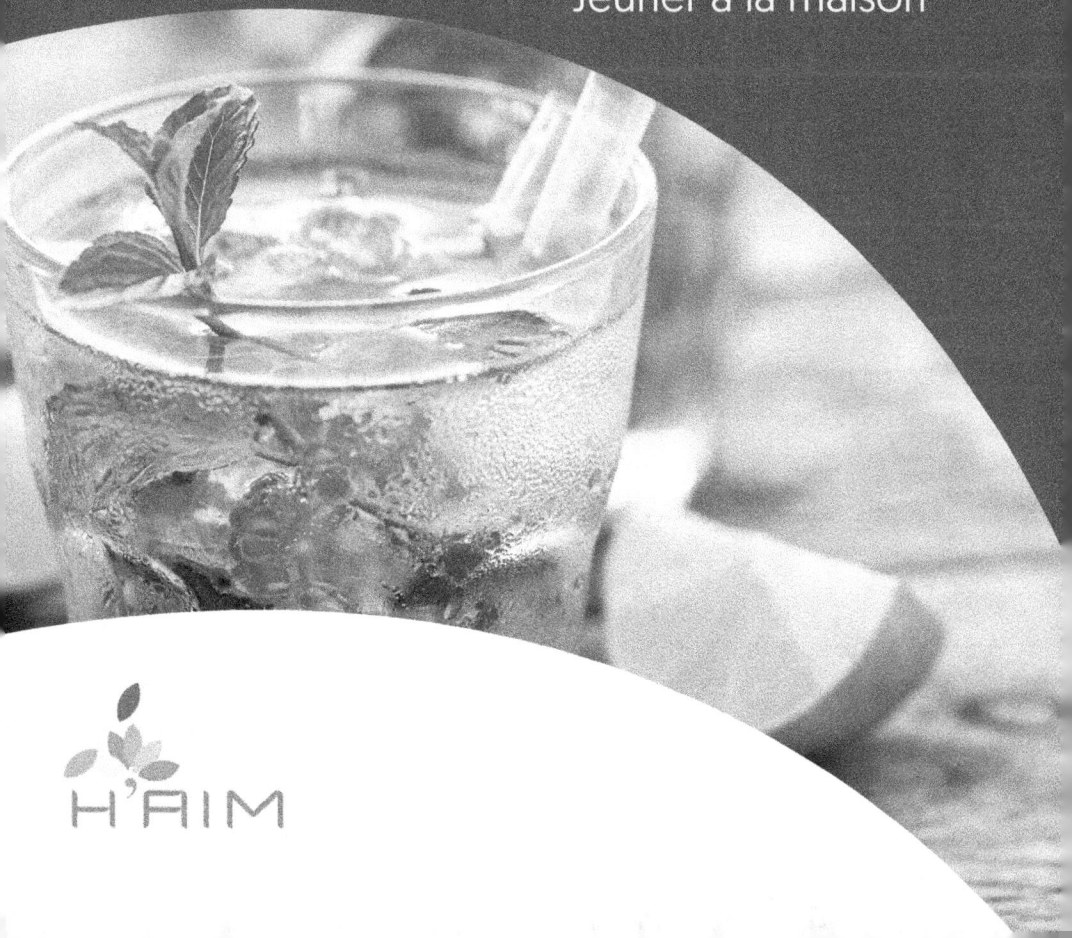

H'AIM

Le guide pratique du jeûne et de la détox : Jeûner à la maison

H'AIM Publishing, London (UK)
Copyright © 2019 by Justine Lamboley

Design de Couverture : Mihail Uvarov
Relecture : Manon Manson
Mise en page : Denis Vorobiov

ISBN 978-0-9934240-5-2. Tous droits réservés.
Deuxième impression, 2019

Pour plus d'informations sur nos produits et services,
écrivez-nous à :

contact@haim.academy – H'AIM Health and Integrative
Medicine 152-160 city road EC1V 2NX London, UK. -
www.haim.academy

Table des matières

Préface

C ’est une grande joie pour moi de préfacer ce livre car il représente l’accomplissement de tout ce en quoi je crois, en termes de santé physique.

Il n’y a pas de moyen plus direct, plus radical, plus efficace, de ramener le corps à son état de fonctionnement optimal que de jeûner...

Et pour cause, c’est la nature du vivant que d’être auto réparant, c’est notre caractéristique unique, et pour que cette réparation advienne, la première des règles c’est : ne rien faire et laisser faire. En d’autres termes, faire une pause, d’un mode de vie antinomique avec nos besoins vitaux, et permettre au corps de réguler et rééquilibrer ce qui doit l’être.

Le jeûne a depuis quelques années bonne presse. Toutefois comme c’est trop souvent le cas malheureusement, quand quelque chose est très simple, nous avons tendance à le compliquer, pour le réserver à certaines catégories de « spécialistes ».

Il en est de même pour le jeûne. S’il est vrai que celui-ci s’est démocratisé dans les esprits comme dans les pratiques, il n’en reste pas moins qu’il est toujours présenté comme une pratique « dangereuse » qu’il faut obligatoirement expérimenter accompagné de « spécialistes » dans des structures spécialisées... Et pourtant rien n’est plus erroné.

Un spécialiste du jeûne, c’est quelqu’un qui a jeûné. Parce que la formidable radicalité du jeûne tient dans le fait qu’il n’est pas nécessaire de comprendre comment fonctionne le corps pour le laisser fonctionner. Au contraire, je dirais que moins on se pique de juger du fonctionnement du corps, d'essayer de l'interpréter, et plus on se borne à constater et s'émerveiller, plus on est sur le chemin de la santé.

Il ne faut pas grand-chose pour jeûner, il n'y a pas besoin d'attendre d'être entre les mains de spécialistes pour se mettre à jeûner, car ces spécialistes sont vous et moi une fois que nous aurons jeûné. Il y a juste de la sagesse, de la progressivité, et quelques principes de bases à connaître pour se lancer soi-même dans l'une des plus formidable aventure de santé que l'on puisse connaître. Un chemin droit, une autoroute, vers une prospérité et un épanouissement physique que nous n'avons jamais appréhendé.

Je salue la sortie de ce livre car il est dans la droite ligne de ce que j'enseigne depuis plusieurs années. Ne perdez pas de temps à chercher une solution à l'extérieur, tout est là, à l'intérieur, vous n'avez pas besoin de spécialiste pour jeûner, vous avez besoin de jeûner, et j'espère vraiment que ce livre réalisera un tremplin pour chacun d'entre vous qui lira ce livre, afin que dès demain vous vous lanciez à l'aventure.

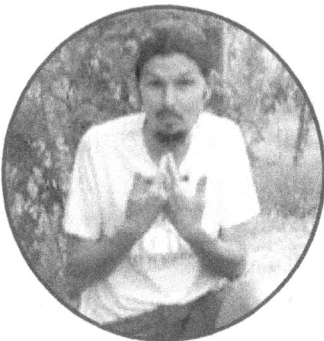

Thierry Casasnovas
Enseignant des principes de santé

Vidéos disponibles sur la chaîne
YouTube
Regénère : www.regenere.org

Introduction

L e jeûne et la détox sont à la mode : tout le monde en parle. Encore réservé à un public d'initiés il y a quelques années, le jeûne est devenu depuis peu une cure de santé populaire. On estime que 5000 personnes jeûnent chaque année de façon encadrée en France mais, le chiffre des jeûneurs qui pratiquent le jeûne à la maison est sûrement cent fois supérieur. En Allemagne, où la pratique est connue depuis des décennies, 20 % des allemands, soit 16 millions de personnes, déclarent jeûner pour leur santé.

On voit de plus en plus de reportages télévisés, de vidéos et tutoriels YouTube pour apprendre à jeûner ; les stars d'Hollywood vont toutes faire une cure détox dans des grandes cliniques privées en Autriche et en Allemagne, et même les grands magazines féminins font connaître la pratique... le jeûne est dans l'air du temps. Mais le jeûne est surtout la méthode royale de santé !

Il améliore, voire guérit, la plupart des pathologies et maladies en quelques jours voire quelques semaines. Il a une efficacité bien supérieure à de nombreux médicaments allopathiques (chimiques) sur de nombreuses affections. Souvent une cure de jeûne bien encadrée signifie la fin des troubles de santé pour de nombreux malades. Plus besoin d'acheter de médicaments coûteux à vie ! Le jeûne donne une sensation de liberté et de légèreté inégalée.

Surtout, le jeûne confronte notre peur la plus profonde : celle de manquer. Et c'est peut-être cela le plus grand bénéfice d'une période de jeûne. Lorsque l'on se passe de nourriture pendant 1, 2 ,3 jours, voire une semaine, deux semaines ou quatre semaines pour avoir un effet sur les pathologies les plus graves, on se rend compte que si on ne mange pas... et bien, on ne meurt pas ! Contrairement à ce que l'on nous a toujours dit ! A l'inverse, on se sent plus léger, plus lucide, plus énergique et en meilleure santé. On a cette fierté d'avoir obtenu la victoire de l'esprit sur le corps certes, mais on se sent surtout très libre, libre de toutes les peurs et angoisses véhiculées par notre société (et les médias). Lorsqu'on ne mange rien à un repas, deux repas, ou peut-être quelques jours, on n'est pas dénutri mais on est au contraire nourri (par ses propres ressources), détoxiné, revitalisé et en pleine forme, à condition, bien sûr, d'avoir choisi de ne pas manger. L'échec d'une première cure de détox ou de jeûne est souvent dû à la peur d'être affamé et non à la faim réelle, qui ne se manifeste pas avant de nombreux jours de jeûne. Les petits gargouillements d'estomac le premier et deuxième jour dissuadent de nombreuses personnes de poursuivre leur jeûne plus de quelques heures, alors que ces petits symptômes inconfortables sont la porte d'entrée nécessaire pour expérimenter la puissance et la beauté du jeûne.

Cette peur de jeûner peut être surmontée facilement une fois que l'on connaît les mécanismes physiologiques du corps et que l'on sait à quoi s'attendre, ce que j'espère vous transmettre au travers de cet ouvrage. Aussi, toute cure réussie passe par une préparation et une reprise alimentaire adéquate. Ignorer ces étapes amenuisera les effets de la cure de jeûne, voire la rendront inutile.

Ce guide pour Jeûner à la Maison est un livre pratique, qui vous accompagne, pas à pas, dans cette démarche de santé physique, mais aussi émotionnelle et spirituelle. Il est particulièrement destiné aux personnes qui aimeraient se lancer dans l'expérience du jeûne, mais qui ne souhaitent pas, ou ne peuvent pas, se rendre dans un centre spécialisé pour jeûner en groupe.

Enfin, il est une introduction au programme « Jeûner à la maison » qui est disponible sur le site Jeûner à la Maison et qui vous permet de suivre un programme de jeûne encadré, en étant coaché au quotidien, où que vous soyez.

Je souhaite que ce livre vous permette de trouver les réponses aux interrogations que vous avez, par rapport à la cure de jeûne ou la cure détox (nous verrons la différence), mais surtout, que vous puissiez vous lancer dans cette expérience qui transforme véritablement notre vie... Alors, prêts pour cette magnifique aventure ?

CHAPITRE 1

Pourquoi jeûner ?

*P*ourquoi jeûner ? C'est la question que beaucoup de personnes me posent lorsque je leur dis que je jeûne régulièrement. Est-ce vraiment nécessaire ? Me demandent-ils, et pourquoi faire ? Je mange de l'alimentation bio, je n'en ai pas besoin, si ?

Lorsqu'on y réfléchit, on voit que, depuis notre conception jusqu'à ce jour, nous n'avons pas cessé de nous nourrir. L'alimentation de notre époque, même « lorsqu'on fait attention », est trop riche en sucres, en protéines animales, en graisses et additifs et ne contient pas assez de fruits et légumes.

Une alimentation trop riche

Par exemple, en France, nous consommions 5 kg de sucre par an par habitant en 1850, alors qu'on en consommait 45 kg en 1965. La consommation par habitant a peu à peu baissé pour atteindre 35 kg en 1990, chiffre qui est stable depuis, mais le sucre consommé provient surtout du sucre blanc artificiel, extrait de la betterave et introduit en France à l'époque de Napoléon, qui est dépourvu de toute qualité nutritive. Aujourd'hui, la plus grande partie du sucre consommé provient du fructose, issu du sirop de maïs, inassimilable par notre organisme. Sa consommation a augmenté de 2000 % depuis les années 1970. A Singapore, les habitants consomment 84 kilos de sucre par an par habitant, et c'est le cas dans de nombreux pays d'Asie.

Notre consommation de protéines animales également, notamment de viande, est bien supérieure à nos besoins physiologiques. Dans les sociétés agricoles, la consommation de viande dépassait rarement les 5 à 10 kilos par an. Les allemands et les anglais, eux, consommaient déjà 20 kg de viande par tête en 1800. Ce chiffre est monté à 60 kg par personne au début du XXème siècle pour atteindre maintenant environ 120 kilos par an par habitant. En France, une forte augmentation de la consommation de viande a commencé après la deuxième guerre mondiale. Dans les années 1950, les Français consommaient moins de 50 kilos de viande par an et par habitant, mais ils en consommaient plus de 100 kilos dans les années 2000. De plus, la viande cuite est indigeste pour l'organisme humain, elle doit donc être consommée crue, en carpaccios et en quantité très limitée. 40 à 50 grammes de viande de qualité biologique est suffisante pour un homme de 70 kg lors d'un repas carné.

Enfin, la plupart d'entre nous mangeons trop de graisses saturées, d'aliments raffinés et industriels. Tous les biscuits que l'on achète au supermarché contiennent des graisses saturées, des acides gras trans, bien sûr, beaucoup de sucre, et du gluten. Les pains et biscuits sans gluten industriels ne sont guère meilleurs à la santé car ils contiennent de nombreux additifs et de l'amidon de maïs. Il en est de même pour tous les produits que nous achetons préparés ou que nous consommons au restaurant : beaucoup de graisses, beaucoup de gluten, additifs, colorants, d'exhausteurs de goût, comme le glutamate, qui favorise la dégénérescence cellulaire.

Nos drogues quotidiennes

Il suffit de prendre l'exemple des gâteaux Oreo, dont raffolent les enfants, pour avoir une idée de la puissance du sucre sur notre cerveau. Le Huffington Post[1] a rapporté l'expérience faite avec des rats affamés, que l'on a mis face à des gâteaux de riz et des gâteaux Oreo. Ils ont tous choisi les gâteaux Oreo. D'ailleurs, les rats ont cassé le biscuit en 2, pour manger la partie blanche, comme le font les enfants... Intriguant, n'est-ce pas ? En faisant une deuxième expérience et en injectant de la cocaïne ou de la morphine à un autre groupe de rats, ils ont constaté qu'ils réagissaient de la même façon aux injections de drogue qu'aux Oreo. Consommer du sucre active plus de neurones dans la zone du cerveau dédiée au plaisir que l'usage de drogues, nous devons donc être attentifs à notre consommation de sucre. Lors du jeûne, il est clair que, prendre des jus de fruits contenant du sucre, permet de donner ce sentiment de plaisir et de satisfaction au cerveau qui rend le jeûne plus aisé au niveau psychologique. Le jeûne avec des jus de légumes et fruits frais n'est pas mauvais à la santé et apporte presque les mêmes bénéfices qu'un jeûne à l'eau, mais il conviendra de limiter l'apport en sucre si l'on souhaite renoncer à cette mauvaise habitude de prendre quelque chose de sucré pour se relaxer.

Le sucre mime l'effet d'une drogue mais, les céréales à base de blé et le lait de vache sont aussi des drogues, puisqu'ils contiennent des substances opioïdes. Ces substances vont se fixer sur les récepteurs de la sérotonine dans le cerveau et vont empêcher nos propres neurotransmetteurs d'assurer leur travail. Caséomorphine dans le lait, gliadorphine et glutéomorphine dans les céréales à gluten, ces substances proches de la morphine, qui se fixent sur les récepteurs des neurotransmetteurs dans le cerveau, bases de notre équilibre émotionnel et psychique, ont des conséquences majeures sur notre santé. Dépression, hyper activité, angoisses, boulimie, cauchemars, sont quelques

---

1   Huffington Post, *Les Oréo seraient aussi addictifs que la cocaïne*, [En ligne] http://www.huffingtonpost.fr/2013/10/16/oreo-addictifs-cocaine_n_4108507. html (consulté le 4.07.2016)

conséquences de ce fonctionnement déficient du cerveau et de la porosité intestinale liée à cet excès de gluten et de lait dans notre alimentation moderne. Les céréales, le lait et le sucre provoquent des états d'addiction comparables à ceux d'une drogue, c'est pour cela qu'il est si difficile de les supprimer de notre alimentation quotidienne[2].

L'alimentation d'aujourd'hui n'est plus aussi nutritive

Les aliments que nous mangeons n'ont plus la même valeur nutritive qu'autrefois. Il est vrai que les légumes que nous mangeons n'ont plus rien à voir avec ce que l'on trouvait sur les étals il y a encore cinquante ans. Depuis les années 60, l'agriculture dite chimique a pris le pas sur ce que l'on appelle maintenant l'agriculture biologique, qui était l'agriculture dominante jusqu'à la deuxième guerre mondiale. Les fruits et légumes conventionnels sont aspergés de pesticides, ils sont cueillis avant maturité et transportés pendant des jours dans des camions frigorifiques, ce qui fait qu'il est difficile de trouver des fruits et légumes goûteux, mûrs à point. Une étude canadienne a montré qu'entre 1951 et 1999, les pommes de terre ont perdu 100 % de leur teneur en vitamine A (connue pour améliorer la vue), et 57 % de leur teneur en vitamine C. Par exemple, il faudrait 27 pêches de 2016 pour avoir la teneur en vitamines d'une pêche de 1950. Pour limiter les pertes en teneurs nutritives, il est préférable de manger des légumes et fruits biologiques. Des études ont montré qu'ils contenaient 40 % de micronutriments en plus et 15 % d'eau en moins.

L'alimentation de santé, comme nous le verrons aussi dans la partie dédiée à la réalimentation après le jeûne et à l'alimentation positive au quotidien, devrait plutôt se

---

2 Marie-Solange RAYMOND, *La Bouche, clé de notre santé et bien-être*, éditions Librinova, 2016.

rapprocher de cet équilibre : 50 % de fruits et légumes, 30 % de céréales et d'aliments de tolérance (nourriture raffinée, gâteaux, café...), 20 % de protéines animales crues.

Aujourd'hui, l'alimentation est la première cause de mortalité dans la plupart des régions du monde, excepté dans certaines régions de l'Océanie et de l'Afrique sub-saharienne. Les quatre premières causes de décès aux Etats-Unis sont les maladies cardiovasculaires, le cancer, les maladies respiratoires chroniques et les attaques cardiaques. Les trois premières sont largement liées à une mauvaise alimentation et à un style de vie inadéquat.

L'obésité progresse à une vitesse vertigineuse dans le monde entier. En France, la proportion de personnes obèses est passée de 8.5 % à 15 % entre 1997 et 2012, et presque la moitié des français sont maintenant en surpoids. Le diabète est aussi l'un des marqueurs de cette mauvaise alimentation. En France, 3.9 millions de personnes sont diabétiques dont 700 000 qui l'ignorent. Dans les pays du Golfe persique, comme l'Arabie Saoudite, le Qatar ou le Koweït, plus de 30 % de la population est diabétique. Aux Etats-Unis, un enfant sur trois, né en 2020, sera diabétique au cours de sa vie.

Cette façon de nous nourrir fait que, de plus en plus, des personnes ont des intolérances alimentaires, des petits bobos (eczéma, perméabilité intestinale, constipation, maux de tête, inflammation de l'estomac, diabète), qui deviennent presque habituels.

Le stress au quotidien

Le rythme de vie effréné dans lequel nous vivons provoque aussi un stress chronique (90 % des personnes en souffrent) et il nous est difficile de trouver du temps pour nous. Nous sommes en permanence connectés au téléphone, aux réseaux sociaux, à l'Internet et aux autres... et un peu

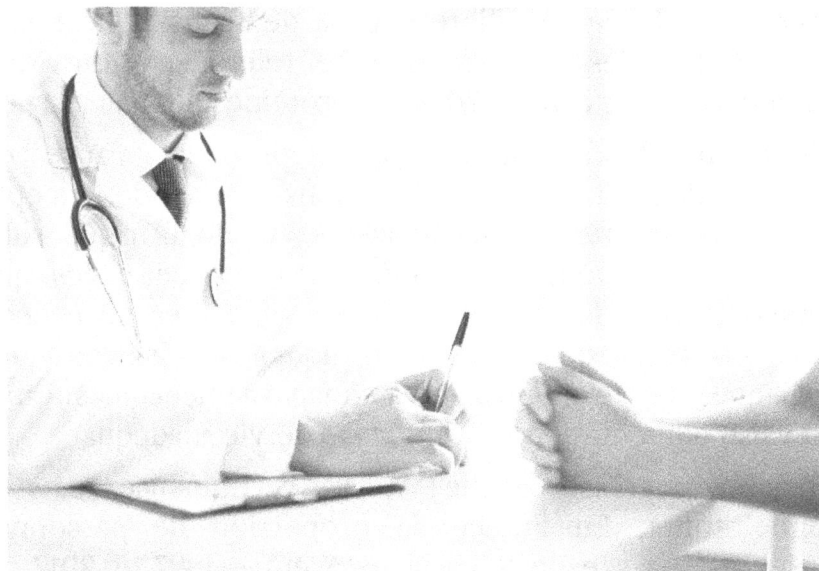

moins à nous-mêmes. 51 % des cadres répondent aux e-mails dans leur lit, 73 % des étudiants et ados, 25 % des ados répondent aux SMS lorsqu'ils dorment et la moitié des jeunes sont sur les réseaux sociaux lorsqu'ils mangent.

Les jours passent de plus en plus vite, surtout dans les villes, où le temps semble s'être accéléré ces dernières années et nos 24 heures semblent plutôt faire 18 heures.

Le jeûne, une pause dans notre vie bien remplie

Le jeûne permet de prendre du temps pour nous-même, de faire une pause alimentaire et mentale. Pendant cette pause alimentaire, nous allons économiser 40 % de notre énergie, normalement affectée à notre digestion, pour renouveler les cellules de notre corps, mais aussi détoxiner les organes, les tissus et notre esprit. Lorsque l'on jeûne, nous économisons l'énergie digestive, la plus consommatrice d'énergie, mais aussi l'énergie de mobilité (on fait moins de sport et moins de mouvements) et l'énergie intellectuelle (on se repose plus). L'énergie disponible est principalement alors affectée au nettoyage du corps.

Durant le jeûne, on se sent souvent euphorique, grâce à l'augmentation de la sécrétion de sérotonine, nous ressentons une stabilité émotionnelle plus grande, un bien-être ainsi qu'une vitalité accrue[3].

En jeûnant, on remet en quelque sorte les compteurs à zéro, pour changer de cap et aller vers une vie plus équilibrée, et en harmonie avec nos besoins et désirs physiques et émotionnels.

Le jeûne pour soigner

Le jeûne permet de soigner la grande majorité des affections et troubles de santé communs. Le Dr Otto Buchinger, qui est l'un des médecins les plus connus du jeûne, qui a fondé les cliniques Buchinger d'après son nom en Allemagne et en Espagne, disait « *demandez moi plutôt quelles maladies le jeûne ne peut pas soigner ?* ».

On pourrait écrire des volumes entiers sur les bénéfices du jeûne pour les affections bénignes comme pour les maladies graves. Ce livre n'a pas pour objectif d'être exhaustif mais de donner quelques exemples pour lesquels le jeûne améliore grandement la santé des personnes qui le pratiquent. Pour celles qui jouissent d'une santé éclatante, le jeûne permet de rester jeune et en forme longtemps.

Le jeûne agit sur tout un tas d'affections connues, mais aussi inconnues, dans le sens où, le corps va se nettoyer et enlever ce qui est prioritaire au niveau des toxines. Il s'agit donc d'un nettoyage automatique et intelligent. Souvent, nous décidons de jeûner pour soigner une affection qui

---

3   Etude réalisée par la clinique Buchinger sur 372 personnes ayant jeûné plus de dix fois.

nous dérange dans notre vie quotidienne ou nous fait souffrir. Mais ce qui se passe souvent, c'est que, lorsque nous jeûnons, notre santé globale s'améliore et d'autres choses se mettent à changer dans notre corps et notre esprit, auxquelles nous n'avions pas pensé. Il faut donc être ouvert et attentif à ce que notre corps nous dit et accueillir avec gratitude les changements qui se produisent durant cette expérimentation.

Augmenter la longévité

Le jeûne agit sur la longévité. Des expériences effectuées en 1986 à Los Angeles ont montré que les souris soumises à une restriction calorique de 50 % de leur nourriture, vivaient en moyenne de 35 à 65 % plus longtemps que celles nourries à volonté[4]... Des expériences menées sur les rats, les vers et des poissons montrent les mêmes résultats. Chez les êtres humains, cela se voit à l'extérieur, il n'est pas rare que les personnes qui ont jeûné rapportent qu'on leur demande souvent leur secret pour avoir cette bonne mine et un teint si lumineux.

Excès de poids

Lors d'un jeûne d'une semaine, les hommes perdent environ 500 g par jour et les femmes 200 g, mais cela varie d'une personne à l'autre. En général, il n'est pas rare de voir les participants, que nous recevons en cure avec un léger surpoids, perdre entre 5 à 8 kg durant la semaine de jeûne. Mais, le plus important est d'avoir les clés pour adopter une alimentation vivante et positive, qui permettra de maintenir cette perte de poids sur le long

---

Richard Weindruch, ROY L. Waldford et al « *The retardation of aging in mice by dietary restriction* », (le retardement du processus de vieillissement chez les souris par la restriction alimentaire), Journal of Nutrition, 1986, p.641.

terme. Si le jeûne n'est qu'une privation de nourriture épisodique, une sorte de régime express, où l'on revient ensuite à une nourriture déséquilibrée et dénaturée, il est probable que la personne reprendra le poids perdu et ne tirera pas un bénéfice de ce jeûne sur le long terme. Le jeûne est le début d'un processus d'habitudes de santé, c'est un chemin vers l'atteinte et le maintien de notre poids idéal. De plus, manger un bon repas par jour (ce que l'on appelle pratiquer le jeûne de 16 heures ou intermittent) sur plusieurs semaines, voire plusieurs mois, sera peut-être nécessaire pour continuer à perdre du poids et cela peut même constituer le premier « jeûne » à mettre en place lorsque l'on souffre de surpoids, afin de ne pas brusquer le corps qui risque de réagir brutalement lors d'une première cure de jeûne longue.

Des dizaines d'affections de santé sont améliorées

▷ HTA (Hypertension artérielle) : Une étude de 2001, faite par Goldhamer[5], dans sa clinique en Californie, sur 174 patients diagnostiqués comme ayant une hypertension de moyenne à sévère, après un jeûne de 10 jours et 1 semaine régime végétarien, a apporté des résultats positifs. 154 patients ont vu leur tension revenir à la norme, pour les 20 autres elle a réduit significativement. 6 mois plus tard les chiffres n'avaient pas bougé.

▷ Troubles de la circulation, varices, légère artériosclérose sont améliorés.

▷ Excès de cholestérol, triglycérides : exactement comme l'hypertension, la glycémie et les taux de cholestérols et triglycérides se stabilisent pour revenir à des niveaux normaux au bout de quelques jours de jeûne.

---

5 Alan Goldhamer, « Fasting and hypertension » (Le jeûne et l'hypertension), *Journal of manipulative and physiological Therapeutics*, n° 5, Juin 2001.

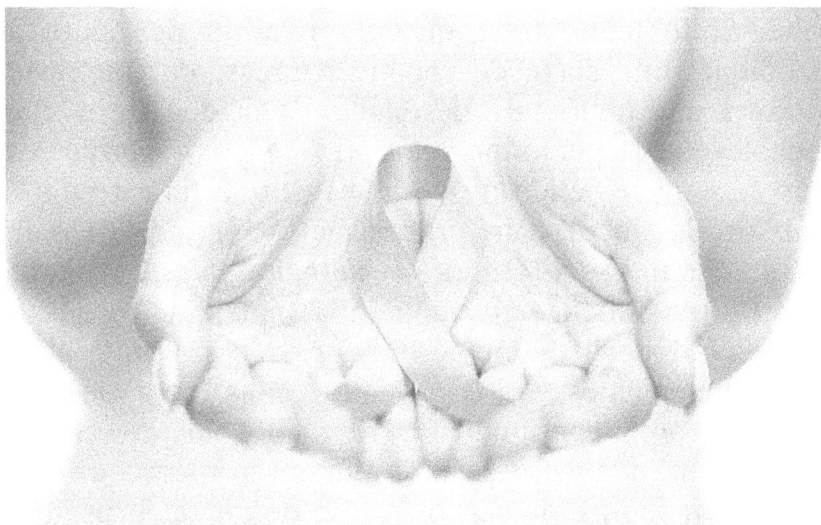

- Problèmes gastro-intestinaux, troubles de transit, inflammations du tube digestif, colopathie, MICI (même sur des affections comme la colite ulcéreuse, ou maladie de Crohn), le jeûne est le début du chemin vers une rémission souvent totale de l'individu.
- Stéatose hépatique.
- Allergies (rhume des foins, urticaire, asthme) : au bout de 14 jours de jeûne les déclencheurs d'allergies sont inefficaces. Pour les cas d'asthme, il faut parfois plusieurs cures pour en venir à bout et il faut répéter régulièrement la cure.
- Problèmes de peau type psoriasis, eczéma, acné.
- Migraines, syndrome prémenstruel, troubles de la ménopause.
- Personnes souffrant de stress, fatigue, fibromyalgie.
- Rhumatisme, arthrose, etc. Le chercheur allemand Andreas Michalsen a prouvé en 2010 qu'un jeûne de 10 jours réduisait la douleur chez les patients souffrant de douleurs chroniques.

▷ Début de Parkinson, Alzheimer ou SEP : Alzheimer est souvent appelé le diabète de type 3 car il s'agit d'un problème d'assimilation du sucre et de ce fait le jeûne est bénéfique.

▷ Maladies auto-immunes (sauf hyperthyroïdie décompensée).

Le cancer

L'un des grands espoirs du jeûne est de pouvoir traiter le cancer grâce à cette pratique. Les recherches de Valter Longo, dont les premiers résultats ont été publié en 2007, tendent à montrer une régression des cellules cancéreuses avec le jeûne. L'idée est contraire à ce que l'on nous a enseigné depuis notre enfance parce que cela signifie que priver un organisme de manger le rend plus fort et plus résistant.

Les expériences effectuées sur des souris par le Dr Walter Longo, ainsi que par des universités allemandes et néerlandaises, ont démontré les bienfaits du jeûne sur le cancer durant la phase de chimiothérapie : sur deux groupes de souris les chercheurs ont injecté de fortes doses de chimiothérapie.

Le premier groupe mange sans restriction, le second est soumis à un jeûne de 48 heures. Les 2/3 des souris nourries normalement meurent alors que les survivantes montrent des atteintes neurologiques et musculaires. Les souris qui ont jeûné sont toutes vivantes et ne montrent aucun symptôme.

Cette expérience n'a pas été étendue à l'homme en conditions réelles et il faut rester prudent sur les bienfaits du jeûne sur le cancer, mais de nombreux spécialistes en cancérologie commencent à le recommander. D'ailleurs l'hôpital Norris Center aux Etats-Unis teste, depuis 2010, les effets du jeûne sur les patients atteints par un cancer, mais aucune étude clinique n'a été publiée jusqu'à ce jour.

Pour les patients atteints d'un cancer, beaucoup ont entendu parler des expériences de Valter Longo et ils n'attendent pas les études cliniques pour se lancer dans un jeûne. Mais en France, beaucoup de patients se sentent découragés ou prennent peur à l'idée de jeûner 48 heures avant un traitement de chimiothérapie car de nombreux oncologues, cancérologues, et médecins spécialistes continuent de véhiculer l'idée que, lorsque l'on mange, surtout de la viande et du sucre, on est plus fort, ce qui ne peut être plus faux dans le cas des traitements en chimiothérapie. Ceci dit, si vous souffrez d'une tumeur ou d'un cancer, il est conseillé d'avoir le soutien de votre spécialiste et de travailler en coopération avec un bon naturopathe qui pourra vous aider à adapter votre alimentation et vos périodes de jeûne car, il est préférable de ne pas jeûner à n'importe quelle période et n'importe quel stade de votre cancer.

On sait que le jeûne permet une autolyse, une autogestion des muqueuses de l'intestin mais aussi de toutes les excroissances, c'est-à-dire des tumeurs. On peut donc aisément imaginer que le corps reconnait les cellules mauvaises à éliminer et maintient celles qui sont saines. Aujourd'hui, de nombreuses recherches sur le cancer parlent même que des cellules malades peuvent redevenir saines, c'est ce qu'on appelle les cellules «reversantes»[6].

Le diabète...

De nombreuses cliniques prennent des patients de type 2 et montrent qu'avec un jeûne de moyenne durée ou une restriction calorique avec une alimentation crue, dans des centres comme le Tree of Life aux Etats Unis, on arrive non seulement à faire baisser la glycémie, mais les patients arrêtent leur traitement qui devaient être prescrit à vie et ils font ce qu'on appelle le Reverse, on renverse la tendance et on annule le diabète.

---

6 Luc Bodin, *Cancer : les chemins de la guérison*, Editions Trédaniel, 2015.

Les pathologies mentales et psychologiques

Le professeur en médecine et psychiatre Nikolaïev, qui a traité des dizaines de milliers de cas, l'a utilisé pour les cas de schizophrénie, troubles du comportement, délires, avec un succès phénoménal. Le jeûne a été l'un des piliers de la médecine soviétique depuis des décennies, et le ministère de santé russe a même publié en 1988 une liste des affections officielles pour lesquelles le jeûne peut être pratiqué.

Nikolaïev a suivi 7 000 patients, a une époque où seule la chlorpromazine, produite par Rhône Poulenc, était administrée, et ce, depuis les années 50. Il est le premier médecin à se lancer dans le jeûne pour les pathologies mentales. Dans le cas de la dysmorphobie (peur d'être difforme) qui touche 13 % des patients psychiatriques (chiffres des Etats-Unis en 2005), on voit 90 % d'amélioration si l'affection a été déclarée dans les 12 derniers mois. 70 à 80 % si la pathologie à moins de 2 ans, 40 à 60 % si elle date de plus de 5 ans. Pour les psychoses, délire de persécution, 60 % des patients ont vu leur état s'améliorer si la pathologie avait moins de 2 ans, 40 % si celle-ci datait de plus de 5 ans. Sur des cas de schizophrénie (patient bipolaire) qui dataient de moins de 1 an, il avait parfois des taux de 90 % de rémission et ceci à vie, avec un seul jeûne de 14 jours. On se demande pourquoi si peu de psychiatres s'intéressent au jeûne thérapeutique...

Ces cures ont été faites avec un jeûne hydrique, en clinique avec des docteurs spécialistes. Il n'est pas recommandé d'entreprendre un jeûne tout seul à la maison ou de faire jeûner un de vos proches atteint par une pathologie psychologique sans accompagnement compétent.

Personnes qui sont au carrefour de leur vie et qui veulent prendre une décision

Le jeûne offre une pause dans notre vie pour se déconnecter du monde et se reconnecter à soi-même. C'est un temps où l'on ne pense qu'à soi, loin du quotidien et de son environnement habituel, où nous prenons enfin le temps de nous écouter. Après le 3ème ou le 4ème jour de jeûne, l'esprit est beaucoup plus clair et lucide et de nombreuses personnes nous disent qu'ils trouvent des solutions auxquelles ils n'avaient pas pensé, se lancent dans un nouveau projet, ont une nouvelle vision de la vie et ce qu'ils souhaitent faire. C'est aussi un moment important pour faire un bilan de sa vie et changer de cap.

Dans quels cas est-il préférable de ne pas jeûner ?

Le jeûne est bénéfique pour la grande majorité des personnes avec une amélioration de la santé visible mais, attention, il faut respecter quelques contre-indications majeures dont nous allons parler maintenant. Il y a très peu de contre-indications au jeûne préventif ou thérapeutique surtout s'il est court (une semaine).

Le jeûne est totalement contre-indiqué en cas d'hyperthyroïdie, anorexie, boulimie sévère, cachexie (extrême maigreur), grossesse, période d'allaitement, dépression ou psychose sévère, insuffisance rénale ou hépatique sévère, artériosclérose cérébrale ou coronale avancée, péritonite, occlusion intestinale.

Les personnes souffrantes de diabète de type 1, d'un ulcère d'estomac ou du duodénum, d'un décollement de rétine, ou d'autres affections graves peuvent jeûner mais doivent s'adresser à des cliniques médicalisées spécialisées proposant un traitement par le jeûne thérapeutique.

Ceci dit, dans de nombreux livres de naturopathie hygiéniste ou dans l'ouvrage de référence du Dr Herbert Shelton[7], le jeûne est conseillé pour les désagréments du début de grossesse, en cas de maigreur, en cas de maladie durant la période d'allaitement (mais le jeûne arrête la lactation), dans les cas de dépression et psychose, etc.

Il est clair que de nombreuses contre-indications mentionnées ci-dessus le sont pour des raisons légales, et non par rapport à des raisons médicales pures ou mes convictions personnelles.

Personnellement, je pratique le jeûne pour regagner des kilos et permettre à mon système de mieux absorber les nutriments que j'ingère. De nombreuses personnes ont jeûné pour grossir avec un grand succès et de nombreux bienfaits. Thierry Casasnovas[8], qui présente de nombreuses vidéos sur YouTube pour retrouver la santé, est l'un des exemples les plus emblématiques. Avec un jeûne modifié de quatre jours (et un accompagnement spirituel mentionné dans le chapitre 6), j'ai repris, dans les trois semaines qui ont suivi le jeûne, 3.5 kilos alors que mon poids ne cessait de décroître depuis des mois et avait fini par atteindre 40.5 kilos. Tout le monde dans mon entourage s'opposait au jeûne et beaucoup me disaient que j'étais anorexique. Mais ni l'alimentation protéinée, sucrée, grasse, ou l'alimentation de santé basée sur les fruits et les légumes, ou la ribambelle de compléments alimentaires que je prenais n'avaient eu un quelconque effet. Le jeûne est pour moi LA recette miraculeuse, si elle est bien sûr appliquée sous tous ces aspects : physique, mentale, émotionnelle, et spirituelle.

---

7   Herbert Shelton, *Le jeûne*, éditions Le courrier du livre,1994.

8   Thierry Casasnovas, YouTube « *Trop maigre !* », [En ligne]

CHAPITRE 2

Quel jeûne me convient ?

e mot jeûne est un mot générique employé pour parler d'une restriction alimentaire. Beaucoup de personnes emploient le mot jeûne mais elles font références à des pratiques très différentes. Dans le milieu médical, lorsque l'on parle de jeûne, on entend un jeûne hydrique à l'eau. Lorsque je voyage au Moyen-Orient durant l'hiver et que je parle des bienfaits du jeûne, toutes les personnes me disent immédiatement « vous faites le Ramadan ? », tandis que lorsque des personnes chrétiennes me parlent de jeûner 3 jours, 7 jours, ils parlent seulement de réduire leur consommation alimentaire et de se consacrer un peu plus à la prière. Enfin, il y a la vague très à la mode de la détox qui regroupe une foule de pratiques différentes que ce soit, les jus de légumes, les menus crus (raw food), les plats minceurs végétariens, voire la détox ou jeûne digital, c'est-à-dire se passer de portable et d'internet.

Dans cette jungle de pratiques différentes qui se réclament souvent d'être LA pratique de santé merveilleuse, comment s'y retrouver ?

La définition officielle du jeûne est une privation de nourriture solide. On considère que lorsque l'on n'absorbe aucune calorie, il s'agit d'un jeûne hydrique. Ensuite, le jeûne modifié est un jeûne où l'on apporte jusqu'à 500 kcal par jour. La clinique Buchinger, qui est la clinique privée la plus connue pour la pratique du jeûne thérapeutique, pratique un jeûne modifié à 250 kcal avec des jus de fruits et un bouillon.

Enfin on parle de détox ou de régime hypocalorique lorsque l'apport alimentaire est inférieur à 850 kcal. Tout ceci est à mettre en perspective avec la ration quotidienne recommandée par l'OMS qui est de 2 800 kcal pour les hommes et 2 200 kcal pour les femmes, sachant qu'en Occident nous mangeons souvent plus de 3 200 kcal par jour.

Quel jeûne faire chez soi et pendant combien de temps ?

La réponse est individuelle et bien sûr un praticien de santé naturelle (naturopathe) sera plus à même, en fonction de votre constitution, votre degré de vitalité, votre charge toxémique et votre objectif, de vous orienter vers le type de jeûne ou monodiète approprié, ainsi que le nombre de jours indiqués.

Mais vous pouvez également vous lancer seul dans cette aventure avec les conseils de ce livre et d'autres ouvrages de référence et l'expérimenter par vous-même. Une chose très importante ici, est de commencer la pratique du jeûne d'une façon adaptée. De la même façon qu'un marathonien ne commence pas dès le premier jour à courir 42 km, ne vous sentez pas obligés de faire un jeûne hydrique de 30 jours tout seul pour battre des records ou de le faire parce que vous avez entendu quelqu'un dire que c'était la méthode à suivre.

Dans des groupes de discussion sur le jeûne, je lis beaucoup de commentaires de personnes qui écrivent « le seul vrai jeûne, c'est le jeûne à l'eau, si tu jeûnes avec des jus de légumes, ce n'est pas un jeûne, c'est de la détox cosmétique ». Outre le fait que cette affirmation soit fausse, au sens naturopathique du terme, elle est aussi à contre-courant de la philosophie du jeûne qui est une décision personnelle qui vise à libérer les toxines, libérer les choses du quotidien, les préjugés et dogmes. Cet affranchissement des concepts bien établi ne peut se faire que lorsque le jeûne physique (arrêt de la nourriture) s'accompagne d'un renouvellement de l'esprit (des pensées), d'une libération de nos jugements, conditionnements et d'un changement de rythme de vie pendant cette période.

Mon conseil est d'expérimenter progressivement le jeûne en augmentant petit à petit les périodes de jeûne. Ce conseil est également valable lorsque vous vous inscrivez à un stage de jeûne accompagné d'une semaine. Vous pouvez vous préparer en jeûnant par exemple plusieurs fois 12h ou 24 heures chez vous, avant de vous rendre à votre cure de jeûne. Vous pouvez par exemple d'abord jeûner une journée jusqu'au dîner, puis essayer de faire 24 heures de jeûne jusqu'au lendemain matin pour habituer votre organisme à la privation de nourriture.

Ensuite, choisissez un jeûne adapté à votre organisme : jeûne sec, jeûne hydrique, jeûne modifié ou détox, ils ont des objectifs similaires mais en même temps des résultats très spécifiques. Quels sont les types de jeûne que vous pouvez choisir ?

Le jeûne hydrique

Le jeûne hydrique, signifie que vous allez jeûner en ne consommant que de l'eau ou des infusions de plantes. Cette méthode de jeûne est considérée comme une des plus puissantes, avec une détoxination et détoxification plus rapide, avec des bienfaits accrus pour la santé.

C'est la cure conseillée par les médecins hygiénistes, qui permet l'élimination des toxines, le renforcement des défenses immunitaires, la régénération cellulaire, l'élimination des graisses superflues et du mauvais cholestérol, la baisse de l'hypertension, de l'hyperlipidémie, et une amélioration des états de pré-diabète, entre autres. Les curistes remarquent une nette amélioration de leur

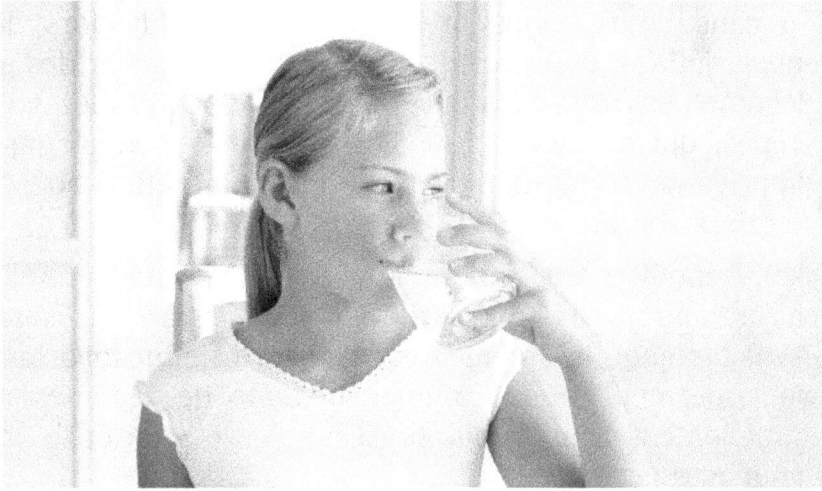

santé, avec moins d'allergies, moins de crises d'asthme, moins de rhumatismes ou douleurs arthritiques, une réduction de l'eczéma, psoriasis, et problèmes de peau. Le jeûne hydrique est conseillé également dans le cas le maladies chroniques ou inflammatoires.

Pour les personnes qui ont déjà jeûné, pour les personnes qui ont une pathologie grave ou pour les personnes qui veulent mettre fin à leur addiction au sucre, à l'alcool, au tabac ou autre, pour les personnes de constitution sanguin pléthorique (voir la boîte des constitutions naturopathiques dans ce chapitre), le jeûne hydrique à l'eau est à privilégier. Il est d'une efficacité sensiblement supérieure au niveau de la détoxination et le jeûne hydrique est le seul jeûne pratiqué dans les cliniques de jeûne en Allemagne et Russie à l'exclusion de tout autre type de jeûne. C'est ce jeûne que l'on peut également conseiller 48 heures avant un traitement de chimiothérapie.

Le jeûne modifié

Certaines personnes ne peuvent pas choisir la cure hydrique, de par leur état de santé ou de vitalité déficient, ou à cause d'affections préexistantes. De plus, lors des premiers jeûnes, nous nous sentons rassurés d'avoir des jus de légumes et fruits frais qui sont comme des rendez-vous de repas, qui permettent de gérer le côté psychologique de la privation de nourriture et donnent un petit « boost » d'énergie à l'organisme.

Le jeûne modifié donne donc plus de confort aux jeûneurs avec un apport de 250 kcal par jour et avec, disons-le, sensiblement les mêmes effets que le jeûne hydrique. Il vous permet de consommer des jus de légumes (et éventuellement fruits) frais, pressés, bio, le midi et le soir au goût très agréable.

C'est aussi une cure de reminéralisation puisque les jus de légumes ont une teneur en vitamines et minéraux importante et leur teneur en probiotiques permet de régénérer la flore intestinale, régulariser l'acidité de l'estomac et renforcer les défenses immunitaires. Cela amène à faire une véritable détoxination qui permet d'expérimenter la sérénité et le bien-être, lorsqu'on est parvenu à enlever cette peur d'avoir faim ou de manquer de sucre dans le sang. Car, comme nous l'avons mentionné précédemment, nous vivons dans une société addict au sucre. Il est notre « doudou » quotidien qui permet de calmer les angoisses et le stress. Lorsque l'on fait un jeûne modifié avec des jus de fruits, il est certain que l'on introduit des glucides (sous forme de fructose) dans le corps et que ceux-ci donnent une impression de mieux supporter le jeûne en ayant plus d'énergie. Mais il nous rassure aussi parce que de cette manière, nous continuons à amener du sucre à l'organisme, qui y est accro, surtout si l'on consomme beaucoup de sucres raffinés. Si vous faîtes ce jeûne, privilégiez le jeûne modifié avec des jus de légumes racines et des jus de légumes verts alcalinisants, avec éventuellement, par exemple, une demi pomme que l'on ajoute pour le goût. Dans tous les cas, je suggère de maintenir un ratio de 80 % de légumes et 20 % de fruits au maximum.

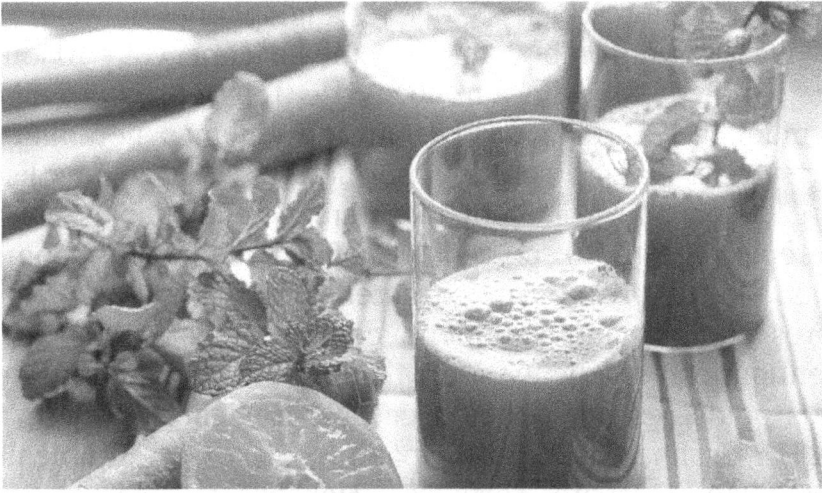

Je recommande ce jeûne modifié pour les personnes qui jeûnent pour la première fois et qui « ont peur de ne pas tenir », les personnes fatiguées, déminéralisées ou les personnes en sous-poids. En effet, le jeûne est la meilleure méthode de santé lorsque l'on est maigre pour regagner du poids par la suite, et ceci, parce que la muqueuse digestive va être réparée pendant le jeûne et les jonctions serrées de l'intestin qui sont détériorées vont pouvoir se rejoindre après une semaine de jeûne, ce qui permet de mieux absorber les nutriments par la suite. Lorsque l'on est trop maigre, cela signifie que, ce que l'on mange n'apporte pas les nutriments et vitamines nécessaires au corps pour le maintenir un poids normal. Souvent, c'est aussi le signe d'une malabsorption intestinale, qui touche 50 % de la population par ailleurs. D'ailleurs de nombreuses personnes souffrant au contraire de surpoids ou d'obésité ont elles aussi le même souci d'absorption intestinale déficiente.

Du fait de la nourriture moderne remplie d'allergènes, composée de beaucoup de céréales contenant du gluten, du lait, des additifs et des sucres artificiels, la plupart des personnes ont développé une inflammation de l'intestin ou une porosité intestinale, ce que les anglophones nomment le « leaky gut syndrome ». Une semaine de jeûne, voire 10 jours de jeûne, permettent au corps de réparer entièrement la muqueuse intestinale. Les jus de légumes notamment verts mais pas seulement, permettent de reminéraliser l'organisme puisqu'ils sont directement assimilables par le système digestif. En ce sens, le jeûne avec jus de légumes frais, bio, et pressés à l'extracteur, qui sépare le jus des fibres en tournant lentement, comme nous venons de le mentionner, est le jeûne à privilégier pour les personnes en sous-poids, les personnes avec des problèmes intestinaux (RCH, Crohn, MICI, constipation, diarrhée), problèmes d'estomac (gastrite, brûlure, Helicobacter pilori), les personnes déminéralisées (diabétiques, obèses, personnes fatiguées, fibromyalgiques, stressées, nerveuses...) et les profils neuro-arthritiques.

Le jeûne sec

Le jeûne sec est surtout connu en France grâce au Ramadan. Il a des effets remarquables pour obliger la lymphe à évacuer les déchets et les toxines plus rapidement de l'organisme. Il est conseillé aux personnes qui ont une charge toxémique élevée, aux personnes de constitution « sanguin pléthorique » et aux personnes ayant des troubles d'hémogliase (le sang épais) ou de cholestérol trop élevé (bien que le taux de cholestérol soit peu significatif de la santé globale de l'individu comme le démontre les dernières recherches en la matière[9]).

Figurez-vous que, dans les pays du golfe persique, berceau de l'Islam qui demande aux croyants de jeûner un mois avec un jeûne partiel et sec, la majorité des personnes ont un profil iridologique (étude de l'iris de l'œil) « hématogène », c'est-à-dire des yeux bruns, qui sont plus prompts aux

---

9 Anne Georget, « *Le cholestérol, le grand bluff* », ARTE, 18 octobre 2016.

pathologies de sang, les pathologies cardiaques, le foie gras, le diabète, un cholestérol élevé, etc. Egalement, on peut trouver de nombreuses personnes de profil « sanguin-pléthorique » promptes aux mêmes pathologies que les personnes à l'iris brun. Or, le jeûne sec est excellent pour améliorer ces pathologies et il permet une détoxination rapide des organes et tissus. Est-ce une simple coïncidence ou une pratique médicale introduite avec sagesse par le prophète de l'Islam pour la population d'une région qui bénéficie grandement de ce type de jeûne ? Les personnes de profil « neuro-arthritiques » ont généralement plus de difficultés à suivre le jeûne de Ramadan.

Un jeûne sec total, c'est-à-dire lorsque l'on ne mange pas et ne boit pas (même le soir), se pratique au maximum sur 5 à 7 jours. Mais étant donné qu'il est un jeûne thérapeutique quelque peu extrême, je ne saurais vous conseiller de faire ce jeûne seul et sans accompagnement médical approprié au-delà de 72 heures. Vous pouvez pratiquer ce jeûne sec par contre, par intermittence, en ne mangeant qu'un repas par jour, par exemple en fin d'après-midi ou au dîner en ayant soin de vous réalimenter avec de l'eau, des jus de légumes verts (encore eux...), des fruits juteux type pastèque, pêche, mangue, melon, des salades avec un peu d'oléagineux (avocats, noix, amandes, huile de coco) et seulement un tout petit peu de céréales complètes ou protéines végétales (tofu, graines germées...). Vous pouvez aussi faire ce jeûne un jour sur deux, en ayant soin de maintenir une alimentation légère le jour où vous ne jeûnez pas. Ce jeûne vous permettra de perdre du poids, d'évacuer les toxines stockées dans les graisses et améliorera votre circulation sanguine et lymphatique.

La monodiète

La monodiète est un régime hypotoxique qui peut être pratiqué en entretien, par tout le monde et ce, une fois ou

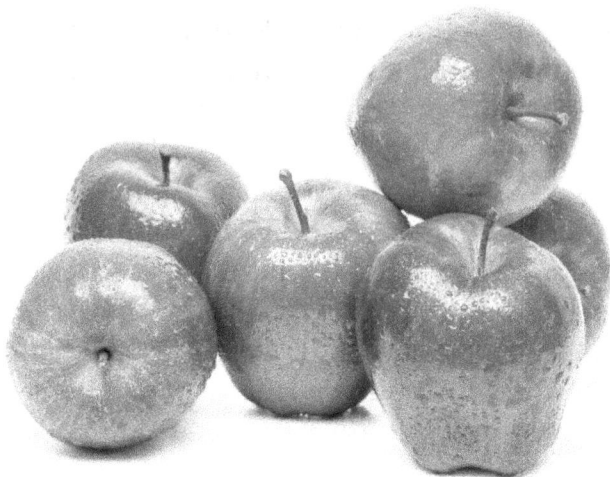

deux par semaine. Il peut aussi remplacer un jeûne lorsque la personne a des contre-indications médicales majeures pour suivre les autres types de jeûne. Ceci dit, les effets thérapeutiques seront moins importants que les autres jeûnes. Vous trouverez, en annexe 1 de ce guide, différentes recettes pour faire une mono-diète.

Finalement quel jeûne choisir ?

Si vous êtes en sous poids, de profil « neuro-arthritique », ou extrêmement fatigué (burn-out), je vous conseille d'opter pour un jeûne avec des jus de légumes, et pourquoi pas, de faire plusieurs jeûnes de 3 ou 4 jours plutôt qu'un long jeûne de 7 ou 10 jours. Si vous êtes en surpoids, que vous avez une pathologie que vous souhaitez soigner grâce au jeûne ou que vous êtes habitué à jeûner, vous pouvez opter pour un jeûne hydrique de 7 voire 10 jours sans soucis. Si vous souffrez d'une pathologie « humide » avec du mucus, des œdèmes, de la rétention d'eau, un système lymphatique au ralenti, vous pouvez faire un jeûne sec de 24 ou 48 heures, jamais plus de 72 heures dans tous les cas sans accompagnement, car ce jeûne peut mettre en danger votre santé.

Le jeûne sec partiel, le jeûne intermittent et ses cousins (le 16/8 – 16 heures de jeûne pour 8 heures d'alimentation, 20/4 – 20 heures de jeûne pour 4 heures d'alimentation, le 6/1 – 6 jours d'alimentation pour un jour de jeûne et le 5/2 – 5 jours d'alimentation pour 2 jours de jeûne) ou la monodiète sont d'excellents jeûnes d'entretien, bien que la monodiète ne soit pas considérée stricto sensu comme un jeûne. Beaucoup de personnes pratiquent ces jeûnes un à deux jours par semaine ou après un excès (sortie, fête...) et en tirent de grands bénéfices pour leur santé.

Les constitutions naturopathiques
Le Sanguin-Pléthorique

Le sanguin pléthorique est souvent large d'épaules, bréviligne avec une masse osseuse importante, son teint est coloré.

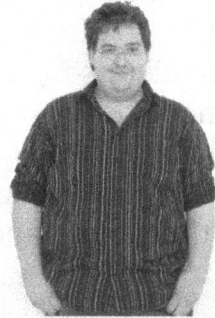

Il craint le chaud et aime le froid, se couche tôt et se lève tôt. Son sommeil est profond et il a une très bonne faculté de récupération. Il aime l'effort physique. Il est généralement plus résistant à la maladie.

Il a une bonne force vitale avec un bon fonctionnement des émonctoires. Sur le plan alimentaire, le type sanguin-pléthorique aime les plaisirs de la table. Il apprécie les plats riches arrosés d'un bon vin et peut, sans difficultés faire deux repas gastronomiques par jour. Sa digestion n'en est pas affectée car ayant pour héritage de bonnes glandes, son foie et pancréas réagiront en conséquence et permettront à l'intestin d'évacuer au rythme de deux selles par jour, sans aucun retard de transit. C'est un "Bon Vivant", il aime profiter de la vie et il est dans l'action. Il est sociable, extraverti et aime la convivialité. Le sanguin pléthorique a tendance à l'embonpoint dès qu'il arrête l'activité physique, et les pathologies en affinité avec cette typologie sont souvent assez importantes, qu'elles soient d'ordre cardio-vasculaire, digestives, sanguines (hémogliase...), cholestérol élevé, problèmes de pancréas et de foie (diabète, stéatose...).

Les constitutions naturopathiques
Le Neuro-Arthritique

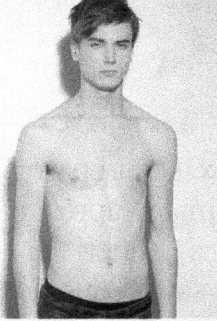

Le neuro-arthritique est souvent élancé, mince, longiligne avec une ossature peu développée. Le type neuro-arthritique a un système nerveux toujours en éveil et peine à se détendre. Il aime l'effort intellectuel. Il craint le froid et aime le chaud, se couche tard, se lève tard et a un sommeil léger. Il est souvent plus délicat et se surveille en permanence. Il a tendance à somatiser les événements par la rumination mentale. Il est constamment en train de penser et d'être dans la sphère intellectuelle. Il ne peut pas faire d'excès de table sans en ressentir les conséquences, il fait d'ailleurs en général très attention à son alimentation et à sa santé, cherchant lui-même à adapter son alimentation à sa capacité digestive (régime dissocié, monodiète, Seignalet, etc.).

Il est plus prompt à la déminéralisation, l'acidose tissulaire, l'arthritisme, rhumatismes, la dystonie neuro-végétative, les pathologies nerveuses (stress, sclérose en plaques, dépression, angoisses...).

CHAPITRE 3

Préparez votre jeûne

*U*ne cure de jeûne ou de détox se prépare ! On ne décide pas du jour au lendemain, après un repas gastronomique, de se mettre à jeûner sept jours... On peut toujours le faire, mais il faut savoir que l'on risque d'introduire un stress supplémentaire au corps, parfois supérieur à ce qu'il peut supporter. Surtout, les mangeurs de viande, et buveurs d'excitants ont souvent des symptômes de manque accrus les premiers jours. De plus, le jeûne a une portée émotionnelle et spirituelle ; en bloquant sur un agenda les dates de son jeûne et en s'y préparant psychologiquement, celui-ci sera plus facile à tenir. Cela vous permettra surtout d'être plus connecté, plus présent à vous-même durant cette période de pause.

La préparation au jeûne

Je suggère souvent aux personnes qui veulent faire une semaine de jeûne de s'y préparer mentalement un petit peu avant. Le fait de marquer des dates, noir sur blanc, vous aidera à tenir votre décision et décaler toute invitation par exemple durant cette période. En pratique, si vous souhaitez faire un jeûne de sept jours, je vous conseille de préparer votre jeûne une semaine à l'avance en effectuant la descente alimentaire. Si vous souhaitez faire un jeûne de 5 jours ou 3 jours, votre descente alimentaire pourra se faire sur le même nombre de jours. Mais, étant donné notre alimentation et stress durant l'année, une descente alimentaire d'une semaine même pour un jeûne de trois jours, ne fera que renforcer les bénéfices de détoxination de votre jeûne. Durant cette semaine de transition alimentaire, vous pouvez aussi prendre le temps de marcher 30 minutes chaque jour, prendre le temps de respirer, de faire les choses en conscience, lire un livre inspirant ou passer du temps au calme. C'est ce que je fais personnellement quotidiennement, en période de jeûne (ou d'abondance d'ailleurs), en allant me balader chaque jour dans un parc, en pratiquant la méditation, les mouvements de stretching ou autres, en pratiquant la visualisation de mes rêves et objectifs, en trouvant du temps pour lire quelques minutes le soir, etc. Cela fait un bien fou !

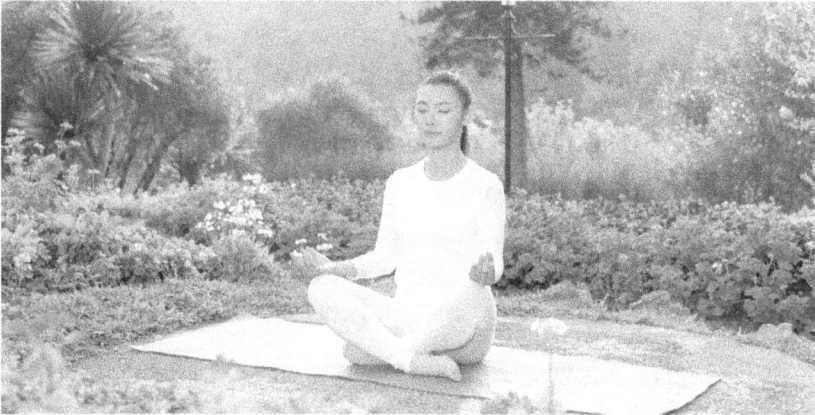

7 jours de jeûne = 7 jours de préparation

La règle simple pour bien préparer son jeûne, c'est de faire autant de jours de préparation que son temps de jeûne : par exemple 7 jours de jeûne = 7 jours de préparation avant.

Pour les personnes qui souhaitent effectuer un jeûne modifié avec des jus ou bouillon, la transition vers le jeûne sera plus aisée que dans le cadre d'un jeûne sec ou hydrique. Ceci dit, une semaine pour réduire petit à petit son alimentation ne pourra que vous faire le plus grand bien, de surcroît si vous consommez beaucoup d'excitants, thé, café, alcool, de la charcuterie, plats préparés, nourriture raffinée, fromage, etc. Si vous avez des obligations sociales ou que vous ne pouvez pas prendre ce temps de descente alimentaire et retour sur vous-même avant votre jeûne, ne vous inquiétez pas outre mesure, faites votre maximum et tout se passera pour le mieux. Les êtres humains ont longtemps jeûné sans organisation bien précise sans effectuer la descente et reprise alimentaire sur lesquelles nous insistons tant aujourd'hui. Seulement, avec l'alimentation et notre style de vie moderne, nous sommes très « encrassés », et de ce fait, ces jours de préparation et de reprise permettent d'effectuer une véritable détoxination des habitudes néfastes, en donnant quelques jours de répit supplémentaire au corps. Si vous avez une alimentation presque exclusivement basée sur des fruits et légumes crus avec un rythme de vie calme, où vous êtes épanouis et en osmose avec la nature, vous pourrez certainement vous passer de la descente alimentaire ou reprise alimentaire. Dans les autres cas, je vous suggérerais de bien suivre les recommandations ci-dessous pour tirer les meilleurs effets de votre jeûne.

La descente en pratique

Chaque jour, on va éliminer certains aliments pour aller vers un régime alimentaire composé le ou les derniers jours de jus de fruits et légumes frais, de soupes de légumes moulinés (mais non mixés) et de fruits entiers.

Les premières choses à supprimer à J-7 sont les excitants comme le thé, le café, l'alcool et la cigarette. Remplacer ces excitants par un jus de fruits ou légumes frais, ou une infusion, permettra d'éviter les maux de tête ou le stress lié à l'arrêt de ceux-ci lors des deux premiers jours du jeûne.

6 jours avant, il sera conseillé d'arrêter les protéines animales et tous les produits sucrés artificiels (desserts, gâteaux, yaourts...)

4 jours avant, il vous faudra éliminer les céréales, les légumineuses (pois chiches, lentilles), le sel et les épices autant que possible. Des feuilles d'endives, de salade, des tranches de radis noir ou des bâtonnets de carotte pourront facilement remplacer le pain.

2 jours avant, je vous suggère d'enlever également les oléagineux (avocats, noix, graines...) et de manger des légumes crus (salades et préparation crues) ainsi que des fruits. Il est important, lors de ces deux derniers jours, voire du dernier jour, si vous n'avez pas pu le faire avant, de basculer vers une alimentation crue à 100 %, car c'est l'alimentation qui vous fournit le plus de vitamines, minéraux, enzymes et oligo-éléments essentiels. Si vous avez des problèmes de transit, que vous ne supportez pas l'alimentation crue, notamment les crudités, c'est le signe que vous avez un souci de perméabilité intestinale et que vos intestins ne sont pas en pleine forme. Dans ce cas, et uniquement dans ce cas, privilégiez les légumes et fruits cuits, soupes avec des légumes moulinés (et non mixés en potage), compotes de pommes, pêche, etc.

En résumé

A partir de **J - 30** : Réduisez le rythme des dîners gastronomiques, alcoolisés et copieux.

7 jours avant le jeûne : Arrêtez l'alcool et tous les excitants : cafés, cigarettes, thé .... Prendre des infusions.

6 jours avant le jeûne : Arrêtez la viande, le poisson, la volaille, les œufs, les produits laitiers et tous les produits sucrés artificiels.

4 jours avant le jeûne : Éliminez les céréales, les légumineuses (pois chiche, lentilles), le sel et les épices.

Mettre l'accent sur les fruits et les légumes à la vapeur.

2 jours avant le jeûne : Ne mangez que des légumes crus (salades) et des fruits.

1 jour avant le jeûne : Consommez des fruits crus et des bouillons de légumes seulement.

Produits complémentaires facultatifs pour préparer un jeûne

Notre alimentation moderne et notre rythme de vie font que la plupart d'entre nous ont des carences importantes en vitamines et minéraux essentiels.

Effectuer une cure de reminéralisation avant votre jeûne, peut vous permettre d'augmenter les bénéfices de votre jeûne et vous assurer une bonne énergie vitale nécessaire pour effectuer un jeûne long. Je conseille ces produits surtout si vous effectuez un jeûne d'une semaine ou plus. Ils ne sont pas obligatoires, ce sont des suggestions. Pendant des siècles, nos ancêtres ont jeûné sans mettre en place de protocoles précis comme nous le faisons aujourd'hui et pourtant ils bénéficiaient des effets positifs du jeûne. Ceci dit, la source de leur alimentation et leur style de vie était également plus adapté à l'être humain, surtout pour les personnes qui avaient la chance de cultiver leurs légumes. Les produits complémentaires proposés ici sont tous de qualité biologique, fabriqués par des laboratoires wsérieux. Vous pouvez également utiliser les produits de votre choix, si vous le souhaitez, pour préparer votre jeûne, ou de façon plus simple, augmenter votre ration de fruits mûrs et gouteux. On estime que pour avoir le calcium, ainsi que les minéraux et vitamines nécessaires au bon fonctionnement de l'organisme, il faudrait manger une ration de 1 kg de fruits par jour... Nous en sommes loin, à moins de faire des jus de légumes et fruits pressés à l'extracteur chaque jour et d'en boire une quantité substantielle.

Refaire la perméabilité de votre intestin

50 % des personnes ont un intestin poreux, au fil des années, du fait de notre alimentation moderne, pesticides, stress, intolérances alimentaires... Si vous souffrez de ballonnements, constipation, diarrhées, digestion difficile, mal de ventre, vous avez sans aucun doute un souci de perméabilité intestinale. Le jeûne permettra de resserrer les jonctions serrées de l'intestin naturellement, et ce, avec un jeûne de 7 à 10 jours environ. Ceci dit, vous pouvez aussi prendre des produits naturels avant votre jeûne pour aider l'intestin dans ce travail. Ces produits conviennent aussi pour les personnes qui ne veulent pas jeûner mais qui souffrent de perméabilité intestinale ou de carence en L-Glutamine. Des produits comme Perméa Régul de Copmed, Perma Royal ou Nerflor (probiotique enrichi en L-Glutamine) de chez La Royale, ou Perméabilité Zéolite de chez Herbolistique sont indiqués. Leurs coordonnées se trouvent en dernière page.

Libérer la vésicule biliaire et aider le foie

La plupart des personnes, avec l'alimentation moderne, le stress, l'anxiété et autres sentiments négatifs, ont le foie submergé par les toxines. Il faut savoir que notre foie filtre 2 400 litres de sang par jour, c'est donc un super centre de tri sélectif et de régénération. Egalement, certaines personnes ont une faiblesse d'enzymes digestives, un foie et une vésicule biliaire qui fonctionne moins bien de façon endogène ou de part des pathologies passées, dont le foie ne se remet jamais vraiment (hépatite A, amibes, douve du foie, jaunisse...), ou par la prise de médicaments iatrogènes, vaccins, etc. Enfin le changement de saison a un impact aussi sur la faculté d'élimination du foie. Pour toutes ces personnes, je ne peux que vivement conseiller de faire une cure de plantes qui aideront à libérer le foie et la vésicule biliaire. Des plantes comme l'aubier de tilleul, le boldo, le radis noir, l'artichaut, le desmodium ascendens auront un tropisme vésicule biliaire – foie. Ils permettront de drainer les toxines. Le laboratoire La Royale propose des ampoules composées d'eau et de plantes dynamisées avec ces plantes (Roy Eau VB), Regenerescence a un complexe Hepato et Pure Elimination contenant ces plantes également, mais vous pouvez également acheter du sirop de radis noir cru ou des ampoules de radis noir (ou desmodium ascendens) en boutique bio.

Purger l'organisme de façon douce :

Le Pianto gastronomique, créé après la deuxième guerre mondiale pour pallier aux déficiences vitaminiques qu'avaient subi les enfants et la population durant le conflit, est un concentré de 30 kg de fruits et légumes dans un flacon de 500 ml. Le produit, à commander sur Internet ou dans certaines boutiques bio, améliore le transit intestinal en vous apportant des fibres, vitamines et minéraux nécessaires à votre corps, en complément d'une alimentation équilibrée et des étapes de préparation mentionnées ci-dessus avant votre jeûne.

Le produit est assez laxatif, on dit du Pianto, « qu'aucun intestin ne lui résiste » ! Vous aurez donc les premiers jours des selles plutôt liquides. Ceci n'est pas un souci puisque cela signifiera seulement que le corps élimine les matières fécales de façon efficiente. Si vous souffrez de constipation, c'est l'un des meilleurs produits sur le marché français. Prenez une cuillère à café de Pianto chaque quart d'heure jusqu'à ce que l'intestin se libère, puis passez à la posologie mentionnée ci-dessus, une cuillère à café par 10 kg de poids.

Vous pouvez aussi prendre tout simplement une cuillère à café de chlorure de magnésium au réveil pendant quelques semaines avant votre jeûne.

CHAPITRE 4

Le jeûne, jour par jour

C'est le début de l'aventure proprement dite, et elle commence dès que vous avez mangé votre dernier repas. A ce moment votre corps va digérer la nourriture et utiliser les réserves en glucose (sucre) pendant les 12 à 24 prochaines heures. Je suggère de prendre votre dernier repas le soir, qui peut être composé d'un bouillon avec des légumes moulinés crus ou en petits morceaux, mais non mixés (les potages et veloutés de légumes cuits fermentent dans l'intestin[10]), ou de légumes crus ou de fruits mûrs si vous avez fait votre dernière journée de préparation avec des fruits.

Lorsque vous vous réveillerez le lendemain matin votre corps aura digéré la nourriture ingérée la veille et il aura sûrement épuisé ses réserves de glycogène (polymère de glucose), le principal carburant de l'organisme en temps normal. Vous entrerez donc directement dans la phase de jeûne et peut-être vous ressentirez déjà les premiers signes de ce que l'on appelle communément « la faim » mais qui correspond en réalité à l'épuisement des réserves de glucose issue de l'alimentation. La vraie faim physiologique, rassurez-vous n'apparaît en général qu'après plusieurs semaines de jeûne.

Chaque fois que vous ressentez un symptôme de fatigue ou de faim, je vous conseille de boire un petit peu d'eau faiblement minéralisée de type Mont Roucous, Volvic ou l'eau de source de Carrefour par exemple. Vous vous

---

10 G Jauvais, « *Que Manger pour être en bonne santé, mince, et rester* jeune », Ed La Providence, 2013.

apercevrez d'ailleurs très vite qu'au bout de 5 à 10 minutes ce sentiment de mal-être ou petit malaise est déjà passé. Egalement, vous pouvez faire quelques grandes respirations profondes ou pratiquer la méditation du jeûne décrite en annexe 2 de cet ouvrage.

Certaines personnes préfèrent prendre un dernier petit déjeuner le premier jour de jeûne mais je trouve cette méthode plus difficile à suivre car vous ressentirez la faim dès l'heure du déjeuner puis du dîner alors que vous pouvez vous éviter cela en jeûnant après votre repas du soir et en dormant. De plus, si vous prenez une purge (voir la boîte ci-dessous), il est préférable de la prendre le soir au coucher pour la laisser agir pendant votre sommeil.

Premier jour de jeûne

- Jeûne hydrique : que de l'eau faiblement minéralisée (avec des résidus à sec inférieurs à 50 mg de préférence) et éventuellement des infusions de plantes
- Jeûne modifié ou détox revitalisante : y ajouter 1 jus de légumes et fruits crus pressés à l'extracteur, sinon jus bio ou lacto fermenté en bouteille. (25 cl par jour)

Lors de cette première journée de jeûne, essayez, autant que vous le pouvez, de limiter vos activités quotidiennes, les déplacements, le stress quotidien, pour vous concentrer sur vous-même et observer ce qui se passe dans votre corps et votre esprit. Si vous travaillez, aménagez-vous des temps de pause, par exemple lorsque vos collègues font une pause-café ou cigarette. Vous pouvez sortir quelques minutes pour vous aérer et respirer profondément et vous réjouir par la même occasion de ne pas ingérer de produits toxiques pour l'organisme. Remerciez-vous et dites-vous que c'est un café, une barre de céréales, ou une cigarette en moins que vous n'avez pas mis dans votre corps.

Si vous êtes à la maison lors de ce premier jour de jeûne, profitez-en pour faire une balade dans un parc ou dans la nature, pour lire des livres inspirants et faire des activités qui vous procurent du plaisir. Prenez ce temps rien que pour vous et faire ce que vous ne vous accordez pas de faire durant le reste de l'année.

Personnellement, je trouve que le premier soir de jeûne est le plus difficile à vivre car nous ne sommes pas habitués à aller nous coucher sans avoir pris de repas. D'ailleurs, plus nous faisons de repas, encas, goûters et grignotages en temps normal, plus le premier jour de jeûne nous rappellera ces habitudes d'alimentation qui favorisent les crises d'hypoglycémie et l'intoxication globale de l'organisme sur le long cours.

Ce premier soir est aussi une période charnière : le corps va passer de son fonctionnement normal, où il épuise les dernières ressources issues de l'alimentation, au fonctionnement en mode jeûne.

12 heures à 24 heures après le dernier repas, le corps va commencer à puiser dans le foie les réserves de glycogène pour alimenter le corps en glucose (sucre) ce qu'on appelle la glycogénolyse. Il faut noter que l'organe qui consomme le plus de glucose est le cerveau, il en consomme 4 grammes par heure ! Des dépouilles de personnes mortes de faim montrent que le dernier organe à s'être atrophié est le cerveau, après les muscles et les organes internes. Notre corps est donc extrêmement intelligent et donne priorité aux organes qui permettent à la vie de persister.

Après cette période de jeûne court, le corps va ensuite utiliser, en partie, les protéines contenues dans les muscles pour les transformer en glucose et cette opération se fait toujours dans le foie, qui est une formidable usine de transformation. Notre foie est capable, durant le jeûne, de faire la transformation des protéines présente dans l'organisme (principalement les muscles) en glucose (ou sucre pour simplifier) par cette opération appelée néoglucogenèse. Ce processus durera environ de 24 à 48 heures maximum. Rassurez-vous, la perte de muscle n'est que très éphémère, une fois le troisième jour de jeûne, le corps utilise seulement que 4 à 15 % de protéines contenues dans les muscles pour produire son carburant, vous ne risquez donc pas d'être tout flasque après quelques jours ou semaines de jeûne, surtout si vous pratiquez une activité physique modérée.

Ce moment de transition est le moment délicat du jeûne durant lequel les symptômes physiques se manifestent pour beaucoup de personnes mais rassurez-vous, cela ne dure que quelques heures. Tenez bon, vous serez fiers de vous une fois cette phase transitoire passée.

Ces symptômes sont proportionnels aux toxines contenues dans le corps et le taux d'encrassement et se manifestent souvent par des maux de tête, maux d'estomac, diarrhées, mal dans les muscles, articulations, crampes, mal de dos, nausées, fatigue... Le Dr Carrington disait « que la faiblesse est non pas due au manque de nourriture mais aux poisons et à la maladie ». Dans la plupart des cas, ces symptômes sont liés à une affection préexistante qui nous dérange en temps habituel. Souvent les migraineux auront des maux de tête, les personnes avec des rhumatismes peuvent voir leurs douleurs augmenter, les personnes sujettes aux infections urinaires peuvent déclencher un début de cystite, les personnes à l'estomac fragile peuvent ressentir des brûlures, etc. Ceci est normal et signifie que votre corps est en train d'agir puissamment pour réparer les tissus, les organes, muscles et os concernés. C'est un bon signe ! D'ailleurs, ceux qu'on appelle communément « les bons vivants », mais qui sont plutôt des personnes qui se préparent à être un jour ou l'autre de « bons malades », les mangeurs de viande, les buveurs d'alcool ou de café, auront un début de jeûne plus difficile que les végétariens. Les personnes nerveuses auront également plus de symptômes durant ces premiers jours qu'une personne calme et détendue.

Quoi qu'il en soit, réjouissez-vous de votre décision de jeûner et ne vous inquiétez pas de ces signes. Pour les personnes qui jeûnent pour la première fois, il est préférable d'avoir une personne à proximité pour vous soutenir durant cette phase de transition et vous encourager. A condition, ceci dit, que cette personne vous rassure, plutôt qu'elle ne vous inquiète. Et étant donné que la plupart des gens et même des thérapeutes ne connaissent pas le jeûne, ils risquent souvent de vous pousser à interrompre votre jeûne alors que c'est exactement à ce moment qu'il faut tenir bon et continuer le jeûne car votre corps est en train de guérir. Le choix de votre soutien psychologique ou coach de jeûne est donc primordial.

Une amie qui avait un début d'infection urinaire s'est précipitée chez son médecin qui lui a bien entendu prescrit un antibiotique ne sachant pas que c'est à ce moment précis qu'il ne fallait pas arrêter les processus de nettoyage du corps. Ceci dit, si vous pensez que votre état nécessite de prendre un médicament allopathique, ne vous culpabilisez pas, arrêtez votre jeûne, car cela serait nocif de poursuivre le jeûne dans ce cas. Reprenez lentement l'alimentation et prévoyez un nouveau jeûne lorsque vous serez prêt à refaire l'expérience.

Si vous avez peur de perdre votre motivation lors de ces premiers jours, vous pouvez également vous entourer d'un bon naturopathe qui vous suivra à la maison, participer à des groupes d'échanges[11] sur Internet, vous documenter sur le jeûne avec des livres et des vidéos, ou aller dans un centre de jeûne si vos appréhensions sont importantes. Vous êtes là pour vous faire du bien : à vous de trouver la méthode motivante adaptée.

---

11 Comme le groupe Facebook « Jeûner à la maison » où des personnes expérimentées peuvent vous encourager et partager leur expérience.

Parfois, les jeûneurs ne ressentent aucun symptôme durant toute la durée du jeûne, alors ne vous programmez pas à endurer tous les maux, cela ne se produira peut-être pas. Et plus vous aurez l'habitude de jeûner, moins ces symptômes se feront sentir de façon générale.

La purge

La question de la purge est un sujet d'intenses discussions entre naturopathes... Il est vrai que les questions eschatologiques sont la préoccupation première de la profession, l'intestin étant la base d'une bonne santé. Le dicton populaire l'affirme d'ailleurs « qui évacue bien se porte bien ». Lorsqu'on jeûne, il est important d'avoir l'intestin aussi vide que possible car ce sont les matières fécales stockées dans le colon qui donnent cette sensation de faim. Lorsque le colon est libéré d'une grande partie de son contenu, on se sent léger et la sensation de faim disparaît.

La purge, qui est donc la potion laxative que l'on peut prendre le soir avant le premier jour de jeûne, permet de

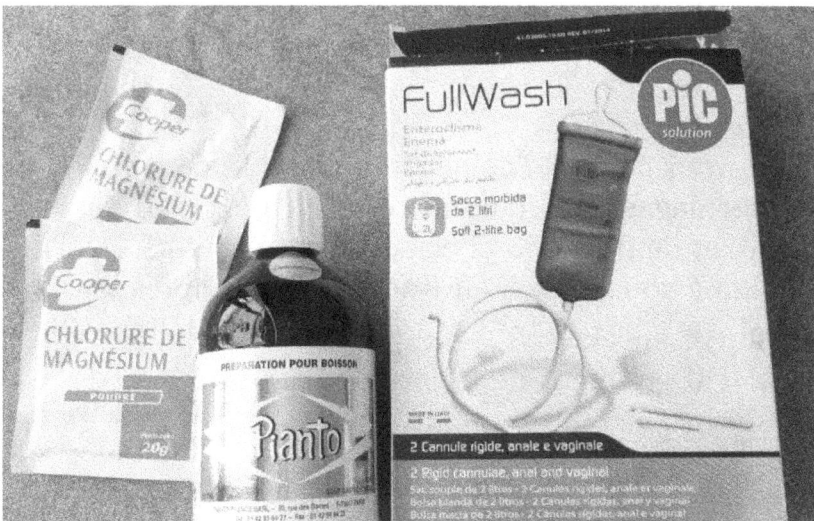

libérer l'intestin et d'entrer plus facilement dans le jeûne. Vous pouvez faire une purge avec du chlorure de magnésium ou sulfate de magnésium, mais sachez que ces produits sont un peu irritants pour l'intestin et que leur goût est vraiment amer. Il faut donc être un peu courageux pour les boire mais les effets sont garantis. Pour limiter ces effets irritants, je vous conseille d'ajouter des citrates de magnésium et de potassium, qui sont alcalins, et limitent les effets irritants des sulfates et chlorure de magnésium. Ces citrates sont introuvables sur Internet ou en pharmacie. Bien qu'étant des composants très simples, la plupart des pharmaciens vous diront que ces substances n'existent pas. Vous pouvez commander cette mixture auprès d'une pharmacie qui fait ses préparations à côté de chez vous ou par Internet. Ceci dit, si vous avez acheté un sachet de chlorure ou sulfate de magnésium à la pharmacie, sachez que cela fera très bien l'affaire pour un coût très modique (de l'ordre de 1.50 € ou 2 €).

En pratique :

▶ *1 sachet de chlorure de magnésium ou de sulfate de sodium*

▶ *Dans un verre d'eau (ou avec un peu de jus de fruits ou sirop pour couper le goût rebutant)*

▶ *A prendre 1 heure après le repas ou le soir au coucher*

▶ Je vous conseille de mettre un sachet de chlorure de magnésium (ou sulfate) dans un grand verre d'eau de 25 ou 33 cl et de le boire en 2 ou 3 fois après votre repas, environ une heure après.

▶ **Purge spéciale**
- 10 grammes de Chlorure de Magnésium
- 10 grammes de Sulfate de Magnésium
- 10 grammes de citrate de Magnésium
- 5 grammes de citrate de Potassium

Sachez que plus vous irez aux toilettes rapidement, plus cela signifie que votre corps a une bonne vitalité. Plus cela prendra du temps et plus cela signifie que vous êtes très intoxiqué ou intoxiné. En tous les cas, ne vous inquiétez pas de rester éveillé ou de dormir, faîtes votre vie comme si de rien n'était et si besoin, vous vous réveillerez la nuit.

Personnellement, je suggère de prendre une purge avant de jeûner car elle permet de libérer les toxines de haut en bas et pas seulement au niveau du colon, ce que fait très bien l'hydrothérapie du colon. Certains naturopathes hygiénistes déconseillent complètement la purge parce qu'ils pensent qu'il faut laisser l'organisme agir à sa guise. Les opinions divergent donc à propos de la purge, mais il est clair qu'à l'heure actuelle, avec notre mode de vie et notre alimentation, notre organisme est surchargé de toxines, qui ne sont plus évacuées naturellement. D'autre part, la plupart des personnes n'ont qu'un nombre de jours limités pour jeûner et ne peuvent laisser leur organisme agir à sa guise en jeûnant plusieurs semaines ou mois si nécessaire. Aider la vésicule biliaire, le foie, et les intestins à libérer les toxines en prenant une purge, aide l'organisme à rentrer plus vite dans le jeûne proprement dit.

Les lavements et l'hydrothérapie du colon

Les avis divergent sur ces pratiques et il est difficile de se faire une opinion définitive sur le sujet. Certains docteurs, comme le Dr Shelton, ne faisait pas pratiquer les lavements durant le jeûne car il estimait que cela fatiguait le malade voire le rendait très nerveux. Aujourd'hui de nombreux naturopathes conseillent d'utiliser des poches à lavement et de faire un nettoyage du colon chaque jour ou chaque deux jours durant le jeûne. Des thérapies novatrices pour le traitement du cancer, telle que la thérapie

Gerson, conseillent jusqu'à six lavements par jour dans ce cas bien précis. Mais pour ses opposants, le lavement a l'inconvénient de rendre l'intestin paresseux qui s'habitue très vite (quelques jours) à être vidé de façon artificielle. Le péristaltisme intestinal se ralentit et les personnes ont de plus en plus recours aux lavements pour pouvoir vider leur intestin. Personnellement, je conseille de faire des lavements durant le jeûne un jour sur deux. Pour les personnes obèses, les personnes qui ont une sensation de faim exacerbée qui n'est calmée par aucune activité ni infusion, et les personnes qui ont pris des traitements antibiotiques, corticoïdes, chimiques lourds quelques mois ou semaines avant de jeûner, je conseille de faire un lavement quotidiennement. Pour les autres personnes, la purge est souvent suffisante pour purger l'intestin et le préparer à une semaine de jeûne. L'hydrothérapie du colon a de la même façon, ses avocats et ses détracteurs. Le nettoyage du colon avec une machine professionnelle d'hydrothérapie n'a rien à voir avec un lavement. La pression de l'eau est extrêmement forte et permet d'enlever des couches de matières fécales collées aux parois du colon depuis des années. Certaines personnes ont des émotions intenses lors d'une séance d'hydrothérapie du colon, car notre intestin stocke toutes nos émotions, c'est même notre premier cerveau, avant le cerveau cérébral qui n'est relié à l'intestin que par 2 000 neurones. Cette pratique peut être conseillée dans les cas de constipation chronique. Pour les autres personnes, je ne la conseille pas particulièrement, mais la décision vous appartient. Assurez-vous, dans tous les cas, que la personne chez qui vous souhaitez faire vos séances est équipée d'une machine réellement professionnelle, avec des canules plastiques stérilisées fabriquées en Europe, et un système d'anti reflux de bactéries car, comme à l'hôpital, les bactéries remontent parfois les tuyaux d'eau utilisés. Si vous souhaitez faire des séances d'hydrothérapie durant votre jeûne, je vous conseille de faire une séance avant, une pendant, et une à la fin de votre jeûne. Mais encore une fois, renseignez-vous et prenez différents avis avant de vous lancer dans cette cure.

Deuxième jour de jeûne

▸ **Jeûne hydrique** : que de l'eau faiblement minéralisée (avec des résidus à sec inférieurs à 50 mg de préférence) et éventuellement des infusions de plantes

▸ **Jeûne modifié ou détox revitalisante** : y ajouter 1 jus de légumes et fruits crus pressés à l'extracteur, sinon jus bio ou lacto-fermenté en bouteille. (25 cl par jour)

Le programme est le même que lors du premier jour. Les symptômes de « manque » peuvent augmenter durant cette journée, comme ils peuvent déjà avoir disparu, ou n'être pas encore apparus. Ils sont en général à mettre en parallèle avec le degré du mode de vie anti-physiologique qui nous caractérise. Les fumeurs, buveurs de café, thé, alcool, mangeurs de viande rouge et d'une alimentation industrielle auront sûrement plus de symptômes que les personnes ayant une alimentation de santé et vivant dans le calme absolu.

Durant ce deuxième jour et peut-être même après, votre estomac risque de vous rappeler qu'il existe et vous titiller un peu. Il faut savoir que ceci n'est pas la vraie faim. La vraie faim qui se manifeste généralement après plusieurs semaines de jeûne se manifeste par de la salivation excessive, on le ressent dans la gorge et la bouche... Un chien qui est devant sa gamelle va saliver avant de manger, mais un homme qui a jeûné plusieurs semaines ou mois et dont le signal de faim physiologique est activé, va mouiller son oreiller en dormant ou avoir une salivation excessive et parfois non contrôlée.

Lorsque nous parlons de faim dans le langage courant, nous avons en fait souvent une sorte de crise d'hypoglycémie. Si nous avons l'habitude de prendre des excitants comme le thé, le café, la cigarette, nous constatons que chaque deux heures, nous avons un petit coup de pompe et qu'il faut réinjecter un nouvel excitant pour tenir le coup... Bien sûr, tout ceci affaiblit notre système à long terme et épuise les glandes surrénales qui sont finalement toujours en état de stress.

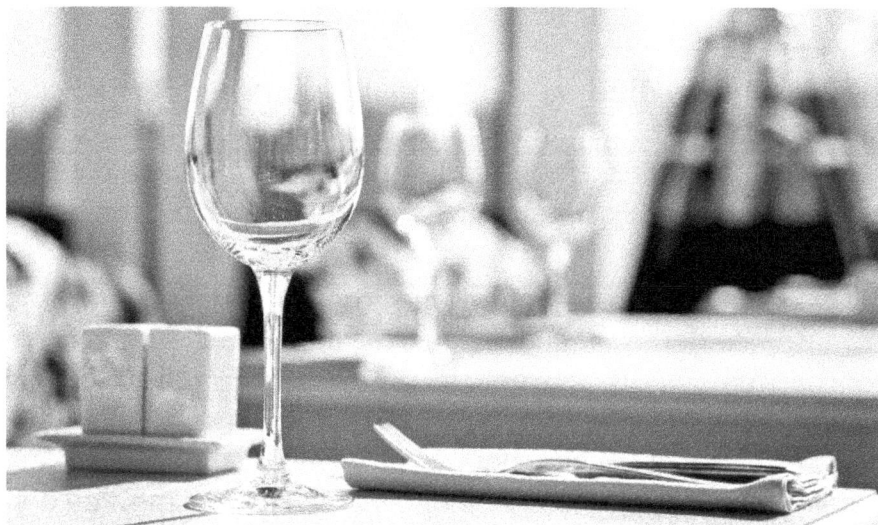

Durant ces deux premiers jours, vous risquez d'être, soit incommodés par la vue de la nourriture, ou peut-être au contraire vous allez avoir envie de mets divers et variés. Vous pouvez ressentir quelques crampes d'estomac mais ce n'est qu'un passage assez court en général.

Vous pouvez également avoir des maux de tête, parfois violents qui surviennent en ce début de jeûne. Plus vous avez de toxines coincées dans votre organisme, plus vous risquez d'avoir ces maux de tête. Egalement, si vous avez pris des excitants, thé, café après la phase de descente alimentaire conseillée, c'est-à-dire depuis moins de 4-5 jours, vous pouvez avoir un syndrome de manque qui se manifeste.

Les crampes d'estomac peuvent survenir également. Certaines personnes qui souffrent d'acidité gastrique vont vomir, dans certains cas cela peut même durer deux semaines. Plus on est un gros mangeur de viande et de céréales, plus la vésicule biliaire va vouloir se décharger de l'excès de bile. Il arrive donc que certains jeûneurs aient à supporter des vomissements, une diarrhée, ainsi que du mucus qui peut sortir par le haut ou par le bas.

Les personnes qui ont des douleurs dans les articulations, rhumatismes, et toutes les pathologies inflammatoires articulaires finissant en « ITE », peuvent avoir des douleurs qui vont se manifester. Cela signifie encore une fois que le corps est en train de traiter l'inflammation.

Les femmes peuvent voir des règles survenir en ce début de jeûne sans qu'il y ait matière à s'inquiéter. Les infections urinaires et gynécologiques sont également fréquentes chez beaucoup de femmes. Surtout, ne courrez pas chez votre médecin ou aux urgences pour prendre un antibiotique, car ces affections font partie du processus d'élimination et de régénération du jeûne. Reportez-vous à l'annexe 3 à la fin de cet ouvrage pour savoir quels sont les remèdes naturels pour tous ces symptômes.

Certaines personnes ont aussi mal à la gorge, voire attrapent un rhume, le premier jour de jeûne. Il ne s'agit pas d'un virus dans l'air, la plupart du temps, mais du corps qui essaie de nettoyer les bronches. Pour les personnes qui ont une bronchite chronique, les fumeurs, les personnes qui peuvent avoir des antécédents au niveau des poumons, ou qui mangent trop de céréales, qui sont des colles qui adhèrent aux muqueuses, il peut y avoir de la toux, du mucus qui peut être vert, blanc, gris, jaune, mais qui va s'interrompre lorsque le corps aura nettoyé.

Enfin, lors de ce deuxième jour, vous pouvez vous sentir plus faible, fatigué, frileux. Laissez votre corps agir, reposez-vous et dormez si le besoin se fait sentir. Si vous travaillez, vous pouvez aussi faire des mini siestes de 20 minutes durant la pause déjeuner par exemple. Rappelez-vous encore une fois la phrase du docteur Harrington : « La faiblesse est due non pas au manque de nourriture mais aux poisons et à la maladie ». Vous pouvez vous répéter à vous-mêmes pour vous encourager, le contraire de cette phrase négative : « Je remercie mon corps car je suis sur le chemin de la santé et du bien-être ».

Lors de cette seconde journée, il est important d'adapter votre rythme de vie à la pratique du jeûne. Acceptez d'être peut-être fatigué et de n'avoir envie de rien faire, acceptez d'être plus au ralenti que d'habitude, d'avoir une humeur inégale... Tout ceci fait partie du processus de nettoyage et de régénération. La cure de jeûne ou de détox est un moment fait pour vous, il est donc essentiel d'écouter votre corps. Si vous n'en avez pas l'habitude, cela constituera sûrement une expérience agréable et mémorable que vous souhaiterez reproduire. Laissez votre corps et votre ressenti s'exprimer. Peut-être aurez-vous envie de faire une balade, d'aller vous baigner à la mer ou dans un bain chaud salé, de contempler le paysage en ne faisant rien ou peut-être de faire une activité manuelle ou artistique... Poursuivez votre jeûne et adaptez-vous à votre état physique et émotionnel.

Troisième jour de jeûne

> **Jeûne hydrique** : que de l'eau faiblement minéralisée (avec des résidus à sec inférieurs à 50 mg de préférence) et éventuellement des infusions de plantes

> **Jeûne modifié ou détox revitalisante** : y ajouter 1 jus de légumes et fruits crus pressés à l'extrac-teur, sinon jus bio ou lacto-fermenté en bouteille. (25 cl par jour)

Le troisième jour est connu pour être le jour de la crise d'acidose, ou la crise dépurative que beaucoup de jeûneurs et jeûneuses redoutent. C'est souvent là que les symptômes ou douleurs peuvent être les plus importants mais encore une fois cela dépend de chaque personne, parfois certaines personnes ne ressentent absolument rien.

La sensation de faim lors de cette phase diminue pour disparaître totalement. La vue ou le parfum de la nourriture cessent normalement de stimuler vos sens. Le corps s'adapte à la privation de nourriture et dans ce processus il commence à brûler les graisses en réserve. Cette combustion imparfaite, produit des déchets qui vont se retrouver dans le sang, c'est ce qui peut provoquer nausées, des vertiges en changeant de position, ou une sensation de faiblesse. Ce passage sur les réserves de graisses, ou cétogenèse, intervient en général à la fin du second ou troisième jour, certains ouvrages parlent même du quatrième ou cinquième jour. A partir de ce troisième jour, le corps continue tout de même à prélever un peu de protéines dans les muscles, entre 4 et 15 % suivant les ouvrages de référence. Ce qui signifie qu'en faisant un peu d'exercice et en vous oxygénant, vous évitez la fonte musculaire. Les médecins russes eux, font beaucoup boire leurs patients et les forcent à se dépenser physiquement pour les aider à brûler les déchets. D'autres écoles hygiénistes, elles, au contraire, suggèrent de rester au repos total durant le jeûne pour permettre au corps de renouveler au mieux ses cellules. Pour ma part, il me semble sensé de laisser le corps et l'esprit au repos, de ne pas se contraindre pour une fois avec des « il faut » et « je dois ». Ceci dit, aider le corps à éliminer les acides volatils en pratiquant la marche, la natation douce, en prenant des bains de mer ou d'eau salée, ou en faisant du vélo ne pourra qu'être bénéfique. Une bonne oxygénation permet aux poumons d'éliminer les acides faibles ou volatils. Des études ont montré qu'une heure de marche ou 20 minutes de méditation permettent de ramener un pH urinaire acide de 5 à un pH neutre de 7. De manière générale, nous souffrons tous d'une acidose tissulaire à cause de notre stress chronique d'une part et de notre alimentation moderne d'autre part. Et pendant le jeûne, cette acidose est même accentuée les premiers jours. Tout ce qui permettra de minimiser les symptômes d'élimination et favorisera la détoxination sera donc à privilégier, en respectant le rythme de votre corps.

A partir de ce troisième jour, le jeûne de longue durée se met en place. C'est à ce moment que le corps va se tourner vers les lipides, les graisses comme carburant principal du jeûne. Votre corps va se mettre à puiser dans ses réserves de graisses pour se nourrir et ce jusqu'à la fin du jeûne, qu'il dure 4 jours ou plusieurs semaines ou mois. Sachez que si vous mesurez 1.70 mètre pour 70 kg, vous avez environ 40 jours de réserves de graisses. Par contre, si vous mesurez 1.70 mètre mais que vous pesez 90 kilos, vous pouvez jeûner environ 100 jours, sans puiser dans les réserves vitales de votre organisme. Soyez vraiment tranquillisés, un jeûne de sept jours ne pourra pas vous priver de vitamines, minéraux et autres éléments essentiels. D'ailleurs, le cas d'Angus Barbieri[12], cet écossais qui a jeûné 382 jours et qui a perdu 125 kilos, montre que le jeûne ne cause aucune carence puisque le jeûne homme n'a été supplémenté en vitamines et sodium qu'à partir du 6 ème mois et ce, pendant quelques semaines seulement. Vous devriez donc tenir une semaine sans manger et en tirer même un effet positif. En effet, votre corps auto-digérera ce dont il a besoin pour se nourrir : graisses, tumeurs, excroissances et tissus inutiles. C'est ce qu'on appelle le phénomène de l'autolyse ou autodigestion qui est activé seulement pendant une phase de jeûne.

La transformation de ces graisses, notamment les acides gras, permettent de créer des corps cétoniques qui sont le

---

12 Thierry Lestrade, *Le jeûne nouvelle thérapie*, éditions La Découverte, 2015.

carburant principal du jeûneur. Ce sont ces fameux corps cétoniques qui provoquent la bonne humeur et l'euphorie propre au jeûne. Le jeûneur se sent lucide, léger, et l'état morose qui l'animait peut-être jusqu'alors, se dissipe. C'est pour cela que le jeûne est le meilleur traitement existant sur le marché pour vaincre la dépression, les peurs ou le stress chronique. Jeûner pour expérimenter plus de bonheur, cela paraît si simple que nous n'y pensons pas, embarqués que nous sommes dans notre canot de sauvetage, qui navigue d'experts en spécialistes de toutes sortes pour résoudre notre mal d'un coup de baguette magique.

4, 5, 6ème jour et ensuite

- **Jeûne hydrique** : que de l'eau faiblement minéralisée (avec des résidus à sec inférieurs à 50 mg de préférence) et éventuellement des infusions de plantes

- **Jeûne modifié ou détox revitalisante** : y ajouter 1 jus de légumes et fruits crus pressés à l'extracteur, sinon jus bio ou lacto fermenté en bouteille. (25 cl par jour)

Durant cette période, poursuivez votre jeûne et expérimentez le bien-être que vous devez maintenant ressentir petit à petit. Si vous avez encore de temps en temps quelques symptômes ou petits maux, remerciez votre corps de vous indiquer qu'il est en train de nettoyer et de régénérer les tissus et cellules malades. Toutefois, certaines personnes sont en pleine forme pendant les quatre ou cinq premiers jours et ressentent seulement des symptômes vers la fin du jeûne le sixième ou septième jour. Cela se produit souvent chez des personnes en surpoids qui ont une vitalité assez faible. Il n'y a pas lieu de s'en inquiéter.

Par ailleurs, souvent, après plusieurs jours de jeûne, nous avons l'impression que notre cœur va littéralement nous « lâcher ». On se sent comme une personne âgée qui est fatiguée au moindre mouvement. D'ailleurs, dès le deuxième jour de jeûne, le cœur travaille plus qu'en temps normal : il y a production des hormones du stress adrénaline, noradrénaline, et élévation du cortisol. Le jeûne est un stress pour le corps, un stress modéré et adapté, mais un stress, ce qui peut nous faire ressentir ces sensations de cœur qui bat plus vite, plus fort... Acceptez ce fait normal, tout simplement. Une infusion d'aubépine et l'adaptation de vos déplacements vous aideront également à ne pas être incommodé par une tachycardie excessive.

Rompre le jeûne

Le jeûne, en lui-même, semble être la partie importante de la cure de jeûne ou de détox pour de nombreuses personnes. Mais en fait, le moment le plus délicat de la cure de jeûne est celui de la reprise alimentaire. Car c'est à ce moment que le jeûneur peut avoir des pulsions alimentaires pour des aliments qui ne sont pas des nutriments, mais des aliments plaisirs qui encrassent l'organisme. George Bernard Shaw, le dramaturge irlandais disait : « N'importe quel sot peut jeûner mais seul un sage sait rompre son jeûne correctement ». Vers la fin de notre jeûne, surtout lorsque nous avons fixé une date précise de reprise, nous commençons à penser aux différents mets qui réjouissent notre palet. Des envies diverses et variées pour des plats qui n'ont rien de nutritifs apparaissent : pour certaines personnes c'est le cassoulet, pour d'autres la choucroute, d'autres les fruits de mer, d'autres un croissant, des frites, des gâteaux... Peu de personnes qui ont jeûné se réjouissent malheureusement à l'idée de manger une salade verte ou des crudités, alors que ce sont les aliments physiologiques que notre

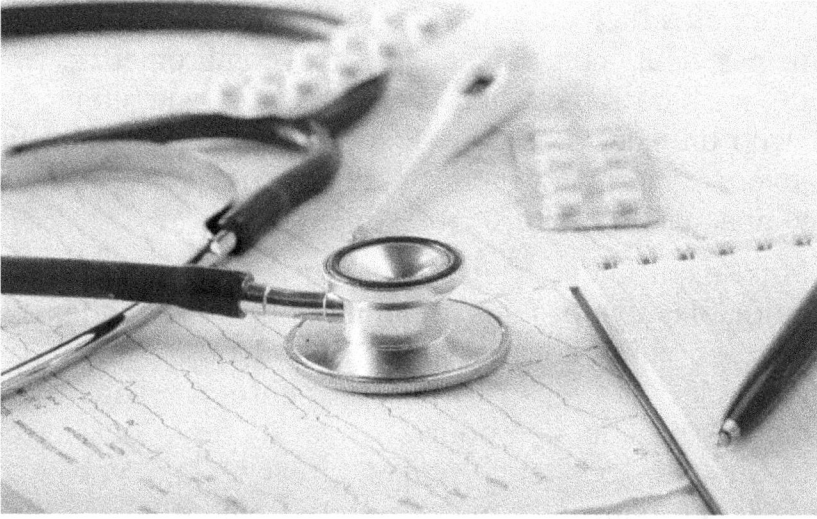

corps réclame lorsque nous sommes désintoxinés. Si vous faites parties de ces personnes qui aiment manger cru, avec des aliments vivants et énergisants, comme les fruits et les légumes, réjouissez-vous car votre reprise alimentaire sera un festin de saveurs. Pour les personnes qui ont envie de manger des plats plaisirs mentionnés ci-dessus, astreignez-vous à faire une reprise progressive de l'alimentation et à suivre le programme que nous allons présenter dans le chapitre qui suit. Cette reprise devra être d'autant plus progressive et longue que vous avez jeûné longtemps.

Quand arrêter un jeûne ?

Jeûner seul à la maison est une méthode de santé naturelle qui vous fera le plus grand bien. Il n'y a pas de durée « limite » pour pratiquer un jeûne chez soi. Il vous suffit d'être attentif aux différents symptômes que vous expérimentez et de ne pas vouloir poursuivre, coûte que coûte, un jeûne si vous présentez des signes qui indiquent clairement que vous mettez votre santé en danger. Ceci dit, dans la grande majorité des cas, vous pourrez effectuer un jeûne de plusieurs jours ou quelques semaines seul, non seulement sans compromettre votre santé, mais en l'améliorant. Si vous sentez que jeûner seul est trop difficile, vous pouvez vous inscrire pour faire une première expérience dans un centre de jeûne avec des accompagnateurs naturopathes bienveillants[13].

Si vous expérimentez en début de jeûne, ou même par la suite, des symptômes d'élimination, ne paniquez pas. Remerciez votre corps pour le travail qu'il est en train d'accomplir. Si vous le pouvez, entourez-vous d'une personne proche qui pourra vous soutenir durant ces moments. Si vous êtes seul(e), prévenez un voisin, ou un ami, et convenez par exemple qu'il prenne de vos nouvelles chaque jour ou chaque deux jours pour s'assurer que tout va bien.

Certains cas, rares, nécessitent que vous interrompiez votre jeûne et que vous cherchiez immédiatement un soutien médical approprié. Ne négligez pas ces signes et acceptez de recevoir de l'aide.

▷ Arythmie cardiaque prolongée

Durant le jeûne, votre cœur peut se mettre à battre plus vite ou ralentir suivant les phases et ceci est normal. Souvent vous vous sentez essoufflé et le cœur bat fort dans la poitrine. Rien d'inquiétant à ceci. Cependant si cette arythmie, avec cette alternance rapide/lent se poursuit pendant plusieurs heures, consulter un médecin ou une infirmière permettra de vous rassurer et de vérifier que tout va bien. Si le rythme cardiaque se ralentit au-delà de 60 pulsations par minute (sauf si vous êtes un athlète de haut niveau ou adepte de la méditation), il vous faudra arrêter votre jeûne.

---

13 Vous pouvez consulter à ce sujet le site www.jeunesante.eu pour un stage de jeûne en thalasso. De multiples possibilités vous sont offertes du stage de jeûne minimaliste au stage en clinique 5 étoiles, à vous de trouver le style jeûne qui vous convient.

▷ **Vomissements continus**

Si pendant plusieurs heures d'affilée, vous vomissez et vous n'arrivez pas à vous réhydrater, il vous faudra interrompre votre jeûne ou ne pas le faire sans supervision médicale. Des personnes très intoxiquées, avec des maladies préexistantes, ou des personnes qui prennent des drogues dures, peuvent expérimenter des vomissements continus très violents. Il convient d'être attentif à l'évolution des symptômes, et au-delà de 12 heures de vomissements ininterrompus, où j'insiste, la personne n'arrive pas à se réhydrater et rejette tout fluide, il convient de se rendre aux urgences et d'avoir un avis médical. Ceci dit, il est normal d'avoir des nausées, de vomir, ou d'avoir des diarrhées durant le jeûne, surtout lorsque l'on est sensible au niveau de l'estomac ou des intestins.

Dans tous les cas, ce jeûne à la maison est sous la responsabilité de votre bon sens. Ne craquez pas au moindre petit symptôme ou lorsque vous expérimentez un phénomène d'élimination qui peut être parfois violent, mais ne mettez pas non plus votre vie en danger. Personne n'est jamais mort de jeûner mais le jeûne peut accélérer le décès d'une personne gravement malade pour laquelle toutes les solutions médicales allopathiques ont été tentées. Si vous avez une affection grave, ne jeûnez pas sans avoir un accompagnement personnalisé avec un naturopathe compétent. Le jeûne convient à tout le monde, mais il doit être individualisé et adapté. Le but de cet ouvrage est de vous donner des conseils pratiques pour des personnes qui sont relativement en bonne santé, mais il ne peut être comparé à un accompagnement individualisé pour les personnes qui le nécessitent, que ce soit avec un naturopathe ou professeur de santé, soit un centre de jeûne, soit une clinique dans les cas extrêmes à l'étranger (Allemagne, Espagne, Russie, USA, Australie...).

▶ **Pétéchie**

L'état de pétéchie est caractérisé par des taches pourpres qui apparaissent sur la peau et s'accompagne de fortes fièvres avec un état de prostration. Durant les jeûnes courts, dans des cas extrêmes, les vaisseaux capillaires peuvent éclater et laisser couler du sang sous la peau. Cela se produit lorsque la personne a des vaisseaux capillaires fragiles et épuisés. Dans ce cas, il faut interrompre immédiatement le jeûne.

▶ **Rétention d'urine**

Durant le jeûne, la libération d'urine est assez proportionnelle à ce que l'on boit. Il n'y a pas vraiment de règle en la matière, puisque des personnes qui boivent peu habituellement sont très bien hydratées, alors que d'autres, qui boivent des litres d'eau, manquent d'hydratation. Je me rappelle ici d'une jeune femme qui a jeûné dans notre centre qui buvait seulement un verre d'eau par jour. Pourtant l'analyse de bio impédancemétrie montrait que son taux d'hydratation était de 51 %. Durant le jeûne, elle a bu environ un demi litre par jour d'eau sans aucune infusion ni autre fluide. A la fin du jeûne, son niveau d'hydratation était monté à 53 %. Il faut rester prudent avec ces mesures qui ne sont pas toujours fiables suivant la machine utilisée et aussi du fait que les résultats durant le jeûne sont souvent faussés. Il n'empêche qu'écouter son corps et ne pas se forcer à boire plus que nécessaire semble fonctionner. Ce qui est important c'est d'aller uriner régulièrement pour libérer les acides forts. Si vous n'allez pas uriner au-delà de 24 heures, demandez l'avis d'un médecin compétent et ne poursuivez pas votre jeûne sans prendre au sérieux ce facteur.

CHAPITRE 5

La réalimentation, étape cruciale

L a réalimentation est l'étape la plus importante du processus de jeûne ou de détox, car c'est cette période qui déterminera l'efficacité de votre jeûne sur la durée. Beaucoup de jeûneurs ont tendance à effectuer une reprise alimentaire trop rapide et trop diversifiée après leur cure de jeûne. Or, la réalimentation doit se faire progressivement, avec les bons aliments et dans des quantités adaptées.

Après une période de détoxination intense de tous les organes, tissus et cellules du corps, avant et pendant le jeûne, la reprise alimentaire est une phase de reconstruction de la flore intestinale et de reminéralisation du corps.

En se réalimentant trop vite, le jeûneur abîme son système digestif et s'expose à des douleurs abdominales, qui peuvent relever, dans des cas rares, d'une urgence médicale. Il est donc important de suivre le plan de reprise alimentaire et non ses désirs de nourriture, qui sont toujours exacerbés à la suite d'un jeûne. Certains jeûneurs, notamment lorsqu'ils diversifient trop vite leur nourriture, expérimentent des ballonnements, nausées, voire une grande fatigue, mais ceci est uniquement dû au fait que le système digestif se remet en route et qu'il faut respecter son fonctionnement, plus rapide chez certaines personnes que d'autres. Commencez votre réalimentation patiemment, en vous donnant des moments de repos et d'activité physique (marche) dans la journée pour retrouver la vitalité.

Respecter les étapes de la reprise alimentaire c'est donc permettre au corps et à l'esprit de se remettre en marche lentement, en respectant le rythme du corps qui remet en route le système digestif, et reconstitue les différentes réserves de vitamines, enzymes, sucres et graisses. C'est aussi l'occasion de mettre en place une nouvelle façon de se nourrir avec des habitudes saines que l'on prend le temps d'intégrer à notre quotidien.

La réalimentation en pratique

Comme pour la descente, la reprise alimentaire s'effectue sur plusieurs jours et on estime d'une manière générale que chaque jour de jeûne équivaut à un jour de reprise alimentaire. Si vous effectuez 7 jours de jeûne, faites 7 jours de reprise alimentaire au minimum. Si vous faites 2 ou 3 jours de jeûne hydrique ou de détox, vous pouvez faire une reprise alimentaire de 2 ou 3 jours, mais si vous pouvez suivre la reprise alimentaire conseillée pour les jeûnes longs, vous tirerez les meilleurs bénéfices de votre cure de détoxination. Dans tous les cas, abstenez-vous de protéines animales et aliments raffinés avant le 7ème voire le 10ème jour.

Si vous jeûnez pour perdre du poids, prolonger votre reprise alimentaire plus longtemps vous aidera à continuer votre perte de poids durant la réalimentation. Il n'est pas rare de voir des jeûneurs perdent encore 1 voire 2 kilos durant la phase de remontée alimentaire. De même, si vous souffrez d'une maladie de l'intestin ou du tube digestif, plus la reprise sera lente, plus vous donnerez du temps supplémentaire à votre corps pour renouveler les cellules et augmenter les bénéfices du jeûne sur la durée.

Premier repas

Beaucoup d'ouvrages sur le jeûne conseillent de terminer son jeûne en fin d'après-midi, vers 17 heures, en mangeant un ou des fruits mûrs de votre choix selon la saison (melon, pomme, poire, kaki) coupés en petits morceaux. Je vous suggère de faire un repas, plutôt que de manger un quartier de pomme chaque 2 heures, comme on le lit parfois, ce qui crée un pic d'insuline à chaque prise et fait travailler le système digestif inutilement.

Personnellement je préfère rompre le jeûne, qu'il soit hydrique, ou déjà à base de jus, avec un grand verre de jus de légumes verts (céleri, épinard, brocoli, kale, menthe, persil...) auquel on ajoute un petit peu de pomme (1/2 pomme pour 25 cl de jus), et une cuillère à soupe d'huile de coco ou 1/4 d'avocat. Il est conseillé de boire ce jus en une ou deux fois (17 heures et 19 heures) en l'insalivant lentement, comme s'il s'agissait d'aliments solides. Le jus de légumes verts a l'avantage de prolonger les effets du jeûne en n'introduisant que peu de sucres dans l'organisme, contrairement aux morceaux de fruits, très sucrés. Il a aussi l'avantage de réhabituer lentement l'organisme à la digestion après un jeûne à l'eau, puisqu'il n'y a pas de fibres de légumes, lorsqu'on les presse à l'extracteur. Si vous suivez la cure de détox avec les jus, il est bon de terminer par un jus vert, super alcalinisant et enrichi d'une petite quantité d'acides gras, qui a été la nourriture principale de l'organisme durant les derniers jours de jeûne (par la production de corps cétoniques) et qui va réhabituer le corps, petit à petit, à avoir des apports de lipides extérieurs.

Vous pouvez ensuite attendre le lendemain matin pour manger, afin que les organes digestifs bénéficient d'un long repos entre les deux premiers repas.

Au réveil, vous pouvez prendre une tasse d'eau chaude, puis une cuillère à soupe graines de lin et 2 pruneaux, que

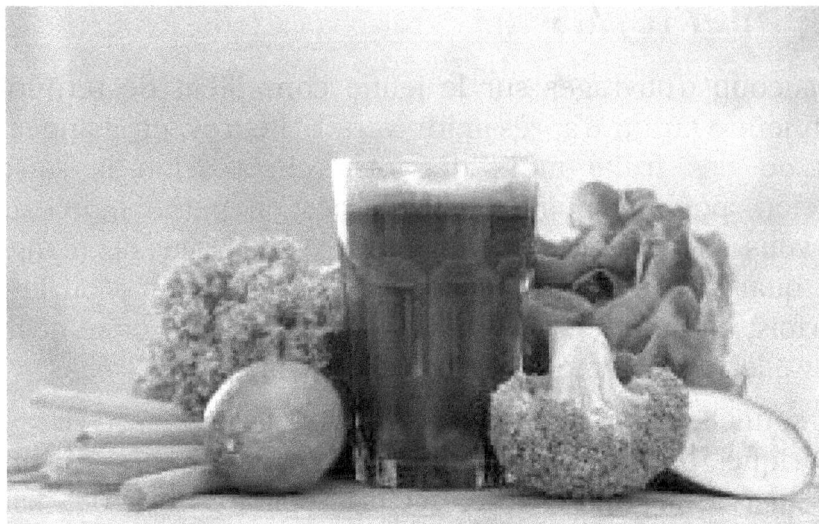

vous aurez mis à tremper dans un verre d'eau toute la nuit. Il est préférable de jeter l'eau de trempage. Vous pouvez les accompagner, si vous le souhaitez, d'une demi pomme ou un autre fruit doux.

Appréciez chaque bouchée et chaque saveur que vous sentez sur la langue et dans votre bouche.

Jour 1 et 2 de reprise :

Durant les deux premiers jours qui suivent un jeûne de sept jours par exemple, seuls des jus de légumes et fruits, les légumes crus ainsi que les fruits mûrs juteux et goûteux seront absorbés afin de reminéraliser et revitaliser l'organisme. Pour les fruits, il est important qu'ils soient bien mûrs, et de qualité biologique si possible, pour apporter un maximum de vitamines et minéraux au corps. Il est préférable de manger les fruits crus, mais vous pouvez aussi faire une compote de fruits par exemple à l'un des trois repas.

Vous pouvez aussi manger des légumes crus variés. Le jus de légumes verts est la recette royale pour

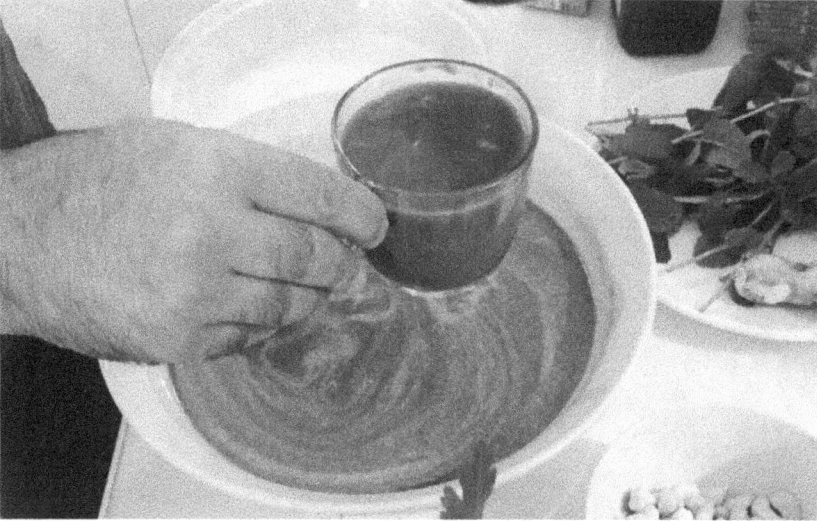

reminéraliser l'organisme durant la phase de reprise et il nourrit en douceur la muqueuse digestive, puisque les fibres ont été extraites avec l'extracteur. Il est donc préférable d'avoir un extracteur de jus et de ne pas mixer ces légumes verts qui contiennent beaucoup de fibres dans une centrifugeuse ou un blender. Si vous n'en possédez pas, achetez plutôt du jus de carotte ou du jus lacto fermenté tout prêt en boutique bio et ajoutez-y un fruit mixé si vous le désirez.

Vous pouvez aussi ajouter à vos jus, lors de ce premier ou deuxième jour de reprise, un tout petit peu de corps gras qui permettront de continuer à apporter un peu de graisses, pour faire la transition vers l'alimentation basée majoritairement sur les glucides. Une cuillère à café d'huile de coco ou 1/4 d'avocat peuvent être ajoutés dans votre jus de légumes après extraction et mixés.

Les jours 3 et 4 :

Quelques légumes cuits comme le céleri, la carotte, le poireau, peuvent être consommés aux côtés de nombreux

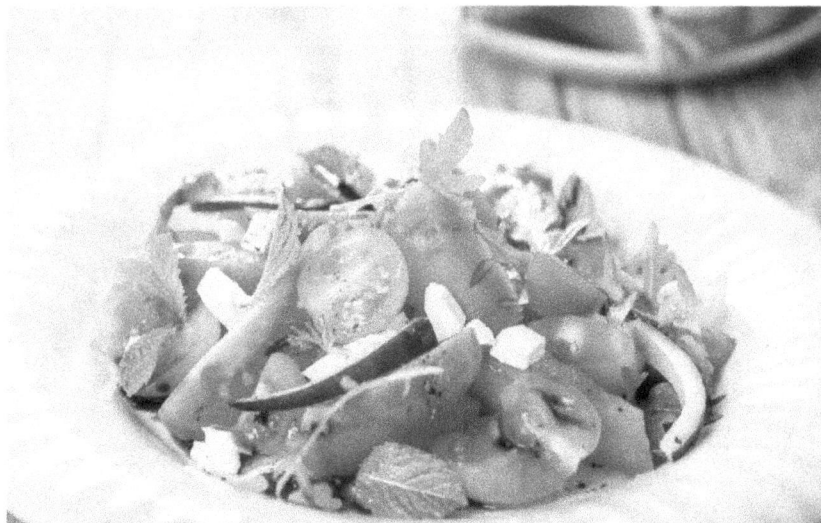

légumes crus, fraîchement hachés, et de crudités : carottes, céleri, concombre, betterave, avec un peu de salade ou des tomates. Une petite cuillerée d'huile d'olive et des plantes aromatiques, suivant la tolérance personnelle, peuvent agrémenter les repas. Tous les aromates sont les bienvenus : persil, ciboulette, menthe, basilic, coriandre, ainsi que les différents épices, à l'exception du poivre et du piment. Vous pouvez y ajouter une cuillère à soupe d'huile de coco ou olive, ou 1/2 avocat.

Continuez à consommer des fruits mûrs et juteux en dehors des repas, préférablement comme petit déjeuner ou à 16 heures (si vous déjeunez à 12h) ou à 18h si vous avez déjeuné tard (après 13 heures), ou si vous rentrez du travail à cette heure, pour que les fruits puissent être consommés au minimum une heure avant votre dîner.

Les jours 5 et 6 :

Il est possible d'introduire des protéines végétales comme les pousses de graines germées, les noix et fruits oléagineux en quantités modérées. Vous pouvez ajouter également les céréales complètes et non raffinées, qui devront être consommées, si possible, sous cette forme dorénavant. Certaines personnes consomment les pousses de graines germées dès les premiers jours après leur jeûne, pour leur teneur en vitamines, minéraux, oligo-éléments et enzymes élevée. Plusieurs naturopathes recommandent d'attendre le cinquième jour pour consommer les pousses de graines germées, car elles sont riches en lipides, qui peuvent surcharger le travail du foie juste après un jeûne.

Jour + 7 :

A partir du 7ème jour, il est possible de réintroduire les protéines animales telles que les huitres, les coquillages crus, le poisson, et éventuellement la viande blanche qui sera consommée, si possible, en carpaccio.

Jour + 10, voire le plus tard possible :

La viande rouge, le fromage, les excitants comme le thé, le café ou l'alcool, les gâteaux et tous les aliments plaisir pourront être réintroduits quelques jours après, sachant que moins l'on en consomme de manière générale, mieux on se porte.

Jus de reprise : explosion verte
Ingrédients :

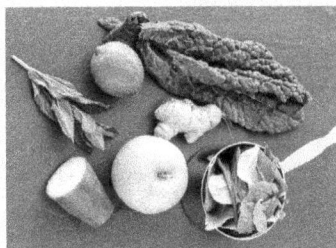

▶ 2 pommes

▶ 1/2 concombre

▶ feuilles d'épinards ou kale

▶ menthe ou persil

▶ une cuillère à café d'huile de coco

Pomme : Régule le système nerveux, protège l'estomac, booste le système immunitaire, contient du potassium (excellent en période de jeûne) et aide l'absorption du calcium.

Concombre : Rafraîchit le corps, hydrate le système, aide le transit intestinal. On peut l'utiliser sur des brûlures ou une peau qui démange.

Epinard : Bon pour la vue, prévention et traitement du cancer, infections... Ne jamais le manger cuit car il libère beaucoup d'oxalates, les personnes qui ont des calculs rénaux par exemple devraient s'en méfier, cuit. Il faut aussi qu'il soit bio car il stocke les nitrates.

Menthe : Aide à la digestion, réduit l'air et le gaz, est bon pour la nausée, la fatigue, tue les bactéries et les parasites, antispasmodique.

Ce jus est fait à base de légumes feuilles, que l'on utilise symboliquement pour élever notre esprit et se connecter à soi-même, ce que vous avez normalement expérimenté durant une semaine. En phytothérapie, on utilise les différentes parties de la plante selon l'effet recherché, les bourgeons par exemple agissent au niveau physique, émotionnel et spirituel. Ils contiennent toute l'énergie de la plante en devenir et ils sont très puissants pour corriger des états émotionnels. Les feuilles ou les fleurs agiront plutôt au niveau émotionnel et physique. Les racines ou les tiges peuvent être utilisées pour des problèmes plutôt physique. Parfois on utilise les 3 pour avoir un effet totem et obtenir une synergie.

Voici quelques exemples de légumes feuilles : menthe, basilic, aneth, ortie, kale, pak choi, persil, fanes de radis, fanes de carotte ou de navet ou de betterave, cresson, endives, roquette, blette, pissenlit, ...

Jours de reprise 1 et 2 :

Petit déjeuner :

▶ 2 pruneaux ou figues trempés dans de l'eau, la veille.

▶ Une compote de pomme ou pêche (en saison) agrémentée de cannelle, de fleur d'oranger ou d'extrait de vanille naturel.

ou

▶ Salade de fruits variés et de saison, en évitant les fruits très acides (kiwi, agrumes, ananas, groseilles, cassis...).

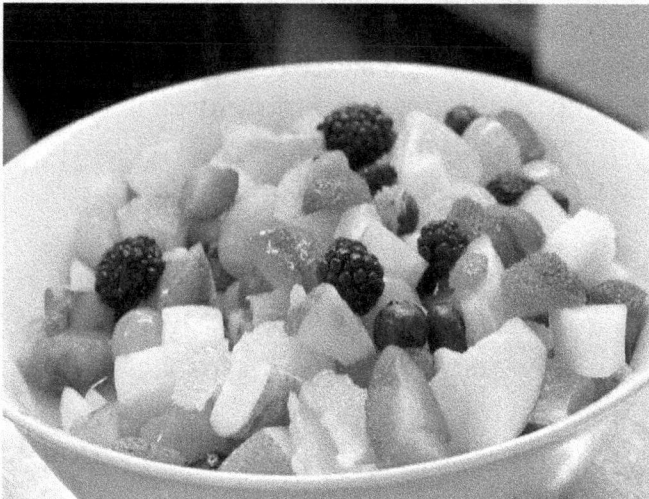

Déjeuner :

▶ **Salade de fruits** : Jus de pomme fraîchement pressé ou morceaux de pomme, morceaux de poire, une demi-banane ou morceaux de mangue, quelques fraises ou framboises, feuilles de menthe ciselées.

ou

▶ **Salade de fruits exotiques** : Un petit peu d'ananas, mangue ou papaye, litchis, noix de coco, une demi-cuillère de miel.

ou

▶ **Salade de crudités** : Salade verte, concombre, carotte, betterave, oignon, tomate (si saison) coupées en fines tranches ou râpées ou présentées en « sushi » dans une feuille d'algue nori.

Dîner :

▶ Un jus de légumes verts (comme le jus de rupture du jeûne) ou jus de carotte/céleri ou carotte/ betterave avec une assiette de pomme légèrement cuites en petit morceaux ou morceaux de poire ou un peu de banane écrasée, avec un peu de fleur d'oranger ou d'extrait de vanille.

A partir du Jour 3 de reprise

▶ Salade végétarienne :

Salade verte, concombre, tomate (en saison), carotte, céleri-rave râpé, betterave crue, champignon de Paris, courgette râpée, persil.

Une petite cuillère d'huile d'olive, un petit peu de citron ou vinaigre de cidre, quelques grains de sel de mer gris et aromates, un peu de sauce tamari (ou soja).

Vous pouvez y ajouter une ou deux pommes de terre cuites en robe des champs (avec la peau) pour remplacer le pain ou les céréales.

▶ Salade de santé :

Salade verte ou endive, carotte, pomme, betterave rouge crue, céleri-rave, avocat, graines germées alfalfa (si possible après le jour 5), graines de sésame (si possible après le jour 5), olives, menthe fraîchement ciselée ou persil, huile d'olive, huile de noisette, ou huile de cameline, ou huile de lin, un peu de vinaigre de cidre, sel gris de mer.

▶ Potage de légumes crus :

Faire bouillir de l'eau dans une bouilloire ou casserole. A côté, mouliner les légumes crus : 2 carottes hachées, 1/2 avocat, la pointe d'une cuillerée de gingembre frais râpé, une cuillère à soupe de citron, de l'ail, de la coriandre ou pesto. Verser et mélanger avec l'eau dans un récipient. Mettre le récipient au bain-marie et réchauffer doucement.

▶ Gratin et salade :

Salade de carotte, betterave, pomme et salade verte accompagnée d'une courgette, aubergine ou artichauts farcis de légumes et une sauce végétale de soja (ou riz, millet, amande) ou un peu de sauce tamari (sauce soja sans gluten).

- ▶ 150 grammes de courgette, aubergine ou artichaut,
- ▶ 2 cuillères à soupe de légumes moulinés, carotte, poireau, céleri, courgette,
- ▶ 1/2 oignon ou 1/2 tête d'ail,
- ▶ Quelques aromates : 1 feuille de laurier, ou pincée de thym ou persil,
- ▶ 2 cuillères à soupe de crème végétale ou sauce tamari,

Faire cuire à four doux (160/180 degrés) pendant 20 minutes et manger al dente.

▶ Salade de fruits secs :

un peu de lait de coco (ou d'amande fait maison, dégraissé) un peu d'eau, une cuillère à soupe d'eau de rose ou de fleur d'oranger, des pruneaux ou figues (de préférence Medjoul ou Rotab plus gouteuses et charnues) et quelques raisins secs.

A partir de jour 5 (en complément des menus appris les jours précédents)

▶ Rouleaux de printemps, sauce Tahinée :

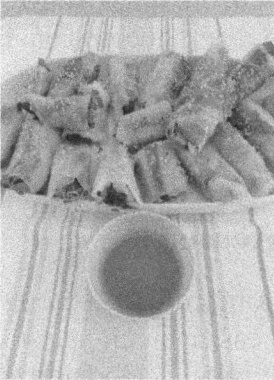

▶ 2 feuilles de riz (permet de faire entre 4 et 6 rouleaux suivant les marques) que vous tremperez quelques secondes dans de l'eau chaude, avant de les poser séparément sur une planche à découper, avant de rouler les ingrédients dedans.

Couper des bâtonnets de carotte, concombre, avocat, poivron si toléré, betterave, feuilles de menthe, coriandre, éventuellement salade.

Mettre les légumes et aromates sur la feuille de riz mouillée, rouler pour faire un rouleau.

▶ Sauce Tahinée :

▶ 1 cuillère à soupe d'huile d'olive,

▶ 1 cuillère à soupe d'huile de sésame,

▶ 1 cuillère à soupe de citron,

▶ 1 cuillère à soupe de Tamari (ou soja),

▶ 1 cuillère à café de Tahina (purée de sésame demi complète ou complète),

▶ un peu de gingembre râpé frais ou éventuellement en poudre.

Il est possible de faire ces rouleaux façon sushi avec des feuilles de nori.

A partir de jour 7

▶ **Salade et carpaccio de poisson :**

Filet de Cabillaud en carpaccio (laisser tremper pendant 30 minutes dans du jus de citron, huile d'olive, et persil puis vider le jus de trempage), accompagné de laitue, concombre, tomate, champignon de paris, graines germées, un petit peu d'ail, d'aneth fraîchement coupée, sel gris, huile d'olive, citron, quelques gouttes de tabasco.

▶ **Salade méditerranéenne à la grecque :**

Endive ou salade romaine en petits morceaux, fenouil coupé en fines lamelles, noix cassées en petits morceaux, fromage de brebis (fêta), ciboulette, vinaigrette huile d'olive, vinaigre de cidre, un peu de moutarde, échalote ou oignon ou ail.

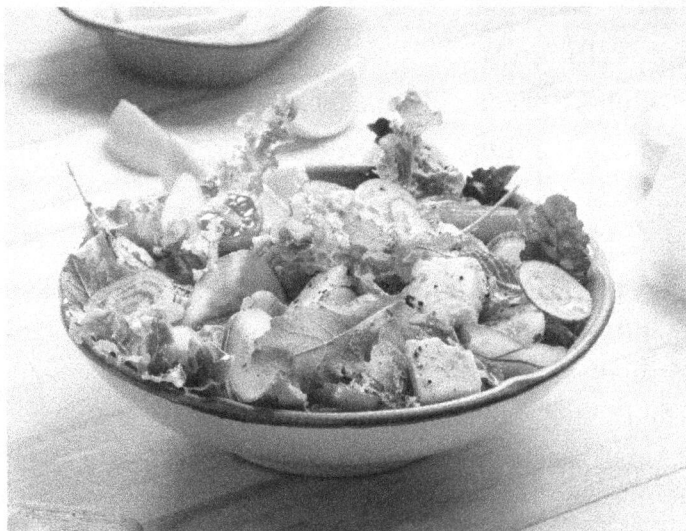

Les super aliments à introduire à la suite de votre jeûne ou détox :

Les supers aliments sont des aliments remplis de nutriments, d'où leur nom de supers aliments. On peut les intégrer au quotidien, les prendre en cure de 10 jours après le jeûne et en cure de quelques semaines, surtout au changement de saison. Vous trouverez ici quelques exemples de supers aliments, mais il en existe des dizaines d'autres qui ont de multiples vertus, que ce soient des baies (açaï, goji), des graines (chia, chanvre...), des algues (spiruline, chlorella, klamath), des épices (cannelle, curcuma, piment de cayenne) des fruits (mûre blanche – mulberry, grenade, cerises noires, noni) ou même des infusions (thé vert et rooibos)... Je mentionne ci-dessous les trois compléments alimentaires que je conseille régulièrement après une cure de jeûne ou détox.

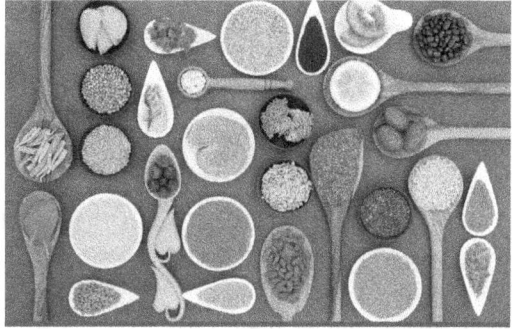

La spiruline :

La spiruline se présente en poudre, en paillettes ou en comprimés. Il est préférable de prendre de la spiruline en paillettes ou en comprimés plutôt qu'en poudre, car celle-ci est issue du résidu des paillettes et comprimés. La spiruline est une algue verte, riche en protéines assimilables (50 à 70 %), riche en fer, en beta carotène (30 fois plus que la carotte), en oligo-éléments comme le magnésium, le calcium, le potassium, sélénium et elle contient l'ensemble des acides aminés essentiels. L'OMS prédit qu'elle sera l'aliment miracle du XXIème siècle et de nombreux gouvernements réfléchissent à la culture de cette algue à grande échelle pour combattre la malnutrition. Elle est un super booster énergétique après un jeûne et permet de continuer le travail de détoxification.

La Klamath :

L'algue bleue du Lac Klamath aux Etats-Unis, situé à 1 000 mètres d'altitude, a des actions similaires à la spiruline mais, il semble que son action anti-inflammatoire soit plus marquée, ainsi que son action sur les facultés psychiques avec une amélioration marquée de la clarté mentale, de l'humeur, de la transmission neuronale et de la vitalité en général. La Klamath contient 115 nutriments, elle est riche en protéines (70 %), elle contient tous les acides aminés essentiels, et elle est riche en vitamines A, C, D, E, B12, oméga 3. C'est un antioxydant et anti-inflammatoire majeur.

Le pollen :

Le pollen frais est à diluer avec une cuillère d'eau, 3 heures avant de la consommer ou vous pouvez consommer du pollen séché. Il est possible de l'intégrer avec des fruits ou un peu de miel. Le pollen a des propriétés antibiotiques, antioxydantes, il est riche en enzymes, en minéraux (calcium, fer, magnésium, potassium, sélénium, ...) et en vitamines des différents groupes. Il est un stimulant majeur de l'organisme, il est fortifiant, reconstituant, euphorisant, on le conseille aux personnes dévitalisées, déminéralisées, en convalescence, et il est très actif également sur les pathologies liées aux bronches.

Une nouvelle façon de s'alimenter

La reprise alimentaire est la période qui va permettre au jeûneur de remettre en marche le système digestif, et de mettre en place, par la même occasion, de nouvelles habitudes alimentaires afin de créer une relation différente à la nourriture. Le changement agit au niveau physique, mais aussi au niveau psychologique.

Le jeûne change profondément notre perception de la nourriture et de la vie. Nous prenons conscience de notre comportement alimentaire, nous devenons plus attentifs à la façon de nous nourrir, et nous nous sentons surtout libérés de la peur de manquer ou de mourir de faim. Lorsque l'on a réussi à sauter un repas, puis deux, puis trois, on sait désormais que rien d'horrible ne va se passer et que l'on ne va ni « tomber dans les pommes », ni mourir... C'était personnellement la plus grande révélation que j'ai eu lors de ma première cure de jeûne alors que j'étais sujette aux crises d'hypoglycémie.

Beaucoup de personnes effectuent un jeûne pour perdre des kilos superflus. Suivre une reprise alimentaire progressive et adapter ses repas au quotidien par la suite est essentiel pour ne pas reprendre ces kilos perdus. Le jeûne n'est pas un régime express. Si la personne continue de manger et penser comme elle le faisait avant le jeûne, il est probable qu'elle reprendra les kilos perdus, voire en gagnera davantage. Il est donc nécessaire que vous vous documentiez sur l'alimentation, en changeant votre façon de vous nourrir et en changeant votre façon de consommer.

Cela semble difficile lorsque l'on n'est jamais allé dans un magasin ou supermarché bio de trouver des produits que l'on pourra cuisiner au quotidien, sans compter le prix qui nous semble souvent excessif. Mais lorsque l'on s'habitue à aller dans une Biocoop ou dans une boutique bio, on se rend compte que l'on achète l'essentiel et que l'on achète plus tout ce qui remplissait notre caddie du supermarché... Et de ce fait, on se rend vite compte que l'on dépense moins dans un supermarché bio avec des prix raisonnables (n'hésitez pas à en faire quelques-uns à côté de chez vous) en achetant beaucoup de fruits et légumes, peu de viande ou de poisson, et surtout en éliminant les plats préparés, les gâteaux, les chocolats, l'alcool et tout ce qui s'ensuit. Aussi, consultez des blogs sur l'alimentation, faites-vous offrir ou offrez-vous un ouvrage sur la cuisine crue ou végétarienne pour prendre des idées de menus que vous pourrez faire à côté des plats que vous avez l'habitude de consommer.

Conserver l'alimentation positive au quotidien

Le principal défi après un jeûne est donc de maintenir cette alimentation de santé au quotidien, et ce, quel que soit l'objectif pour lequel nous avons décidé de jeûner.

Cette alimentation positive, c'est-à-dire bénéfique à notre corps et notre esprit, est composée majoritairement d'aliments crus et vivants, fruits et légumes, qui devraient composer au moins 60% de notre repas. Les céréales et légumineuses, peu adaptées à l'organisme humain, peuvent être tolérées jusqu'à hauteur de 30 % de la ration alimentaire avec les aliments plaisir. Les protéines animales ne devraient pas dépasser 10 % de la ration alimentaire si vous en consommez.

Les personnes qui se plaignent de ballonnements, gaz ou diarrhées lorsqu'elles mangent des aliments crus, signe de perméabilité intestinale, peuvent généralement remanger tous ces aliments sans souci après un jeûne d'au moins une semaine. En effet, le jeûne est la méthode royale pour résoudre le problème de perméabilité intestinale, car il permet de resserrer les jonctions serrées de l'intestin et de réparer la muqueuse. Il vous faudra peut-être effectuer plusieurs jeûnes pour améliorer durablement les symptômes du côlon irritable et surtout, consommer des jus de légumes pressés à l'extracteur quotidiennement pendant plusieurs mois.

L'homme a un système digestif proche des grands singes qui se nourrissent principalement de fruits frais donc crus, de feuilles vertes, et très peu de protéines (les puces qu'ils enlèvent à leur semblables et quelques coquillages en captivité), mais ils ne mangent pas de céréales et légumineuses qui provoquent des fermentations dans l'intestin et produisent de l'alcool.

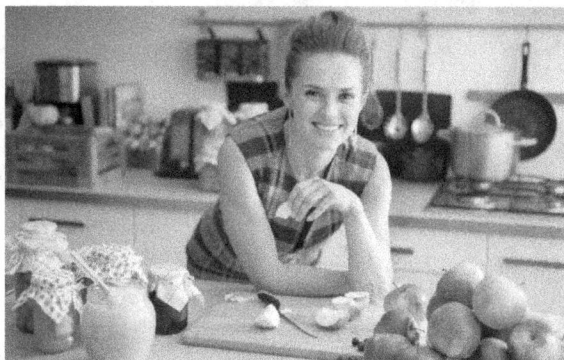

Le choix de fruits et légumes de qualité, de préférence bio, locaux et frais pour son alimentation quotidienne est important.

Mais l'alimentation n'est pas seulement affaire d'aliments, de calories et d'associations correctes. L'état d'esprit dans lequel nous mangeons est aussi important. En mangeant en conscience, dans un climat relaxant, au calme et en pratiquant la gratitude quelques instants avant de commencer notre repas, nous permettons aux aliments d'être mieux digérés et de nous fortifier. Bien se nourrir permet d'être en bonne ou en meilleure santé. Mais notre état d'esprit et nos pensées sont aussi responsables de notre état physique, mental et psychique.

La reprise alimentaire est la période idéale pour mettre en place cette nouvelle façon de se nourrir mais aussi de penser, qui ne s'arrête pas à la nourriture, mais englobe tous les aspects de notre vie. Manger bio est excellent pour la santé mais penser bio est également important. Bien manger et bien penser sont les clés de notre santé et du bonheur... alors commençons par les pratiquer !

CHAPITRE 6

Potentialisez les effets du jeûne

L e jeûne est une période propice pour créer de nouvelles habitudes d'hygiène physique, mentale et même spirituelle, qui vous permettront de potentialiser les effets de votre jeûne, mais aussi d'avoir une bonne énergie vitale par la suite au quotidien. Le jeûne est d'abord un changement alimentaire puisque l'on interrompt le sacro-saint rythme des repas, un changement physique puisque l'on donne au corps du repos tout au moins digestif, mais il est aussi un changement dans toutes nos habitudes de vie et de notre vision du monde.

Jeûner devient même une occasion de prendre le temps de pratiquer des choses dont nous avons lu un jour les bienfaits, mais que nous n'avons jamais eu le temps de faire. Il permet d'expérimenter des pratiques de santé et de bien-être qui peuvent devenir notre style de vie après le jeûne si ce n'est pas encore une pratique quotidienne pour vous.

Le jeûne se passe en premier dans notre corps. Par le repos digestif que nous donnons à notre système digestif, le corps détoxine, régénère, renouvelle les cellules, tissus, organes. Mais le jeûne est beaucoup plus que cela ; il nous permet de renouveler notre esprit et de nous connecter à nous-mêmes. Il est vital durant une cure de jeûne

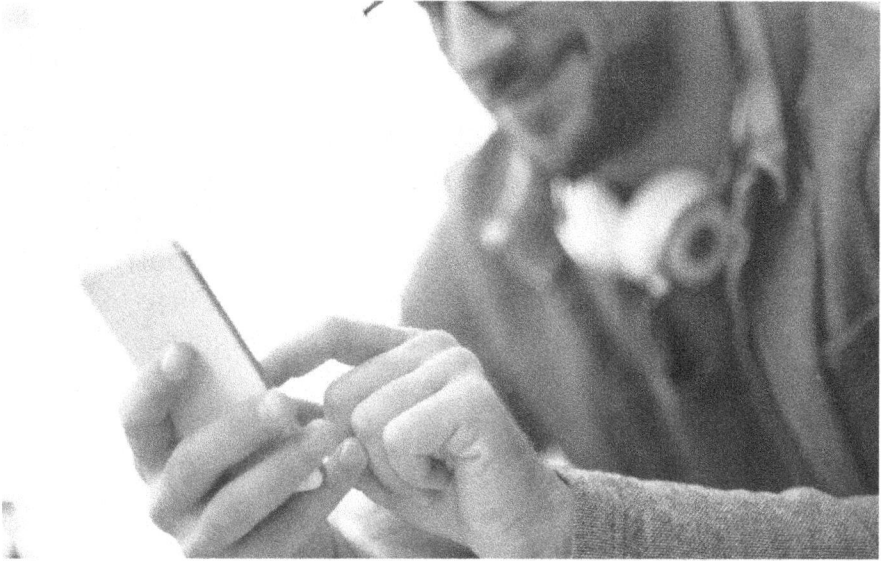

d'apporter du bien-être à notre personne toute entière. Les idées et pratiques suggérées dans ce chapitre visent toutes à donner à votre jeûne une nouvelle dimension, à en augmenter les effets, réduire les symptômes s'il y en a, et à avoir une bonne énergie vitale durant votre cure et peut-être dans votre vie « après-jeûne ».

Déconnectez pour vous reconnecter à vous-même

Nous passons en moyenne 3h46 devant la télévision par jour[14] en France (6h47 aux Etats-Unis) et nous passons en moyenne 7h45 heures devant les divers écrans (ordinateur, tablette, téléphone, GPS ...). Nous regardons notre téléphone en moyenne 150 fois par jour soit environ toutes les 8 minutes selon diverses études. 61 % des gens consultent leur téléphone portable dans les cinq minutes qui suivent leur réveil, 88 % dans les 30 minutes après le

14 Etude médiamétrie de 2014.

réveil[15], mais ces chiffres varient plus ou moins d'une étude à l'autre. Ce qui est sûr, c'est que de plus en plus de français consultent leur téléphone avant de faire tout autre chose en se réveillant le matin. 51 % des cadres répondent aux e-mails dans leur lit (73 % des étudiants), et 25 % des ados se réveillent pour répondre aux textos la nuit quand ils dorment[16]. Cette hyper-connexion augmente notre stress et inflige une pression perpétuelle à notre corps, stimulé en permanence par diverses alertes et bombardé d'ondes électromagnétiques diverses.

On estime, aujourd'hui, qu'environ 4 % des adultes dans les pays occidentaux souffrent de TDHA[17], les troubles du déficit de l'attention. Aux Etats-Unis, 11 % des enfants souffraient de ces troubles en 2011, contre 7,8 % en 2003. La plupart des chercheurs n'osent pas mentionner que les nouvelles technologies sont la source des TDHA, mais ils rapportent que l'utilisation d'Internet peut empêcher notre fonctionnement cérébral de différentes manières. 90 % des français souffrent de stress chronique, 4 personnes sur 5 dans leur vie privée, et 4 sur 10 au travail[18]. 37 % des adultes souffrent de troubles du sommeil[19]. On remarque que de plus en plus de centres de détox digitale, de centres post burn out, et de centres du sommeil qui ouvrent leurs portes un peu partout à travers le monde.

15　Phoneandroid, rapportant l'étude Deloitte Global Mobile Consumer Survey de 2016, [En ligne] http://www.phonandroid.com/61-gens-consultent-telephone-moins-5-minutes-apres-reveilles.html (consulté le 2.02.2017)

16　Etude de l'Institut National du Sommeil. INSV / MGEN. Sommeil et environnement. (2013) .

17　Caitlin Dewey, L'internet cause-il le TDHA ?, [En ligne] https://www.washingtonpost.com/news/the-intersect/wp/2015/03/25/is-the-internet-giving-us-all-adhd/?utm_term=.f2c57b4efe96 (consulté le 2.02.2017)

18　Véronique Grousset, « 8 questions clés sur le stress », Le Figaro Magazine, (7 octobre 2016) .

19　Centre de Médecine du Sommeil, Les troubles du sommeil, [En ligne] http://www.centre-sommeil.fr/tb_sommeil.html#.WJn4o7U_Ct8 (consulté le 2.02.2017)

Ces outils à notre service sont devenus, pour beaucoup de personnes, une servitude à la technologie. 33 % des Américains ont même déclaré préférer se priver de sexe que de leur téléphone portable[20]. La période de jeûne est l'occasion idéale pour enfin faire une véritable déconnexion ou détox digitale qui est presque aussi bénéfique que le jeûne lui-même. Déconnecter en éteignant totalement son téléphone et son ordinateur pendant quelques jours est la meilleure méthode pour se reconnecter à soi-même. Si vous travaillez ou avez des obligations professionnelles, sociales ou familiales durant votre jeûne, vous pouvez décider de limiter votre connexion à certaines plages horaires auxquelles vous aurez accès à vos appareils.

Cette déconnexion est sans aucun doute l'une des clés pour vivre votre jeûne sereinement et potentialiser ses effets.

Connectez-vous à la nature

La période du jeûne est idéale pour se reconnecter à la nature. Que vous habitiez en ville ou à la campagne, vous balader dans un parc ou dans une forêt vous permettra d'augmenter votre énergie vitale et d'oxygéner vos muscles.

Si vous en avez la possibilité, marcher au bord de la mer, ou vous y baigner, vous permettra de libérer la fatigue et d'enlever une partie de l'acidité contenue dans les tissus. Bien sûr, respirer l'air iodé de la mer est aussi excellent pour la santé.

Si vous n'avez pas cette possibilité, vous pouvez prendre un bain de pieds chaud ou plutôt un bain complet en versant du gros sel de mer gris dans votre eau. Ces bains

---

20 TeleNav survey, *Survey Finds One-Third of Americans More Willing to Give Up Sex Than Their Mobile Phones* (2011) , [En ligne] http://www.telenav.com/about/pr-summer-travel/report-20110803.html (consulté le 2.02.2017) (l'étude rapporte qu'un tiers des américains préfèrent renoncer au sexe plutôt qu'à leur téléphone).

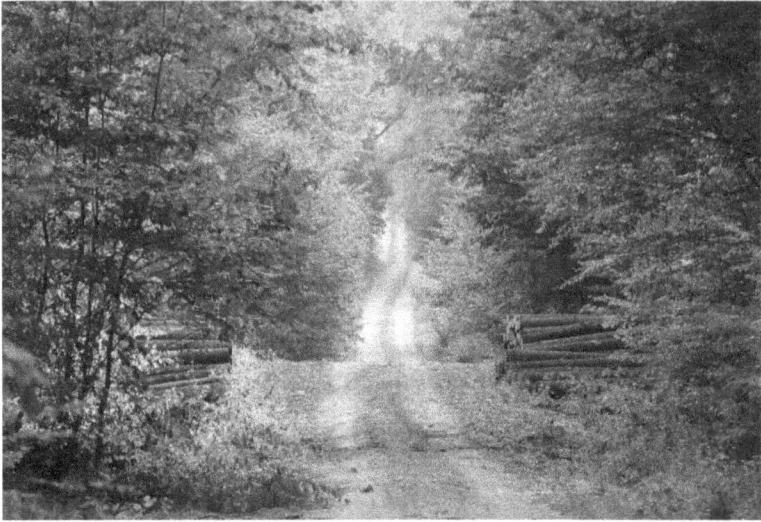

de sel de mer non raffiné permettent d'alcaliniser notre corps, qui est souvent acidifié pour 99 % d'entre nous avec la nourriture et le stress que nous infligeons à notre corps. Durant le jeûne, notre corps expérimente une acidose tissulaire physiologique, surtout les premiers jours. On ne peut donc que recommander de faire des bains salés chaque jour durant le jeûne. Marcher sous la pluie était également excellent pour la santé à l'époque car la pluie libère des ions négatifs, mais une fois encore, la pluie, que nous avons dans la plupart des endroits civilisés, est remplie de pollution et de particules nocives pour nos cheveux et notre corps, il est donc préférable de marcher avec un parapluie au-dessus de la tête.

Que vous puissiez marcher pieds nus dans la mer ou la forêt, prendre des bains salés ou de mer, ou rien de tout cela, vous pouvez aussi faire simplement de l'exercice deux fois par semaine en marchant dans un parc ou une forêt avec vos chaussures cette fois. C'est excellent pour la santé car cela donne de l'oxygène aux muscles, libère de la dopamine, et permet de vous reconnecter à vous-mêmes et à la nature.

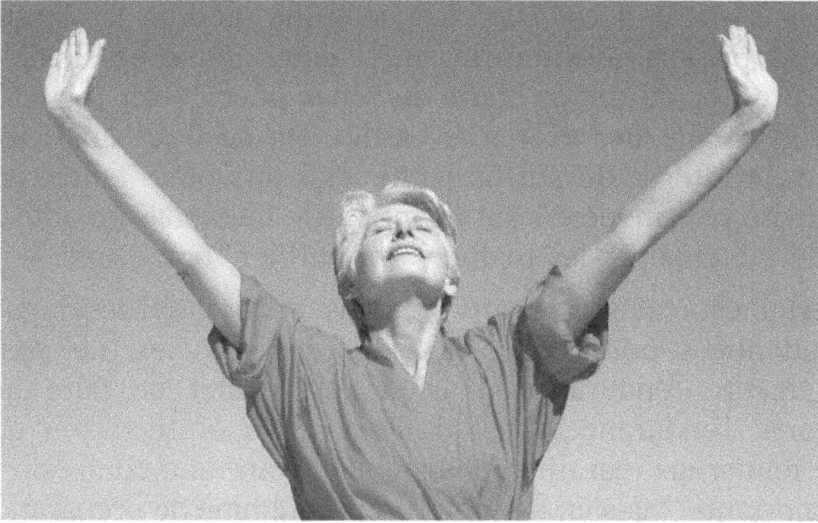

Respiration et activité physique : le jeûne actif

L'activité physique modérée et les exercices de respiration consciente apportent de nombreux bénéfices à notre organisme durant le jeûne. Pratiquer la respiration profonde au cours de notre journée agit sur les trois niveaux, corporel, émotionnel et spirituel, qui agissent en synergie. Ce travail global est d'autant plus important pendant le jeûne alors que le corps et le mental sont en pleine transformation.

Tout d'abord, d'une façon prosaïque, l'exercice physique occupe le mental, qui n'est plus préoccupé par la nourriture et la sensation de faim, surtout au début du jeûne. En même temps le corps produit naturellement des endorphines lorsqu'il bouge, des hormones anti-stress naturelles du sportif, qui contribuent à la bonne humeur et jouent un rôle fondamental dans notre motivation au quotidien.

Bien sûr, il convient d'écouter son corps et d'adapter l'exercice physique à ses capacités et à son programme de jeûne, car il est clair que le jeûne modifie les limites du corps. Pas question durant le jeûne de se brusquer et de profiter du temps libéré au repas pour courir à la salle de gym faire des exercices cardio. On ne fera jamais une activité intense durant un jeûne mais on optera plutôt une activité très modérée qui maintient le métabolisme actif et aidera à éliminer les toxines et à purifier l'organisme.

Certaines écoles de santé préconisent de faire de longues randonnées pour éviter la fonte des muscles. Le jeûne augmente l'endurance physique et permet de faire des sports d'endurance. C'est d'ailleurs pour cette raison que de nombreux marathoniens jeûnent avant une compétition importante. Mais en dehors d'un programme de préparation à des compétitions sportives, il est préférable de laisser son corps au repos, et de faire de l'activité physique douce. D'ailleurs, l'argument postulant que l'on perd trop de muscles si on ne fait pas de sport durant le jeûne ne tient pas à la lumière des ouvrages scientifiques qui estiment que les protéines musculaires ne constituent que 4 à 15 % de l'apport nutritif durant le jeûne alors que le reste provient des acides gras transformés (nos graisses).

Les dizaines de personnes que j'ai pu suivre durant leur jeûne en Thalasso n'ont jamais perdu de muscles, même si leur activité était limitée à un peu de marche, ou quelques brasses dans de l'eau de mer. Marcher ou nager avec modération, pratiquer des exercices de pilates ou de stretching par exemple, sont des activités conseillées qui ne présentent aucun risque. D'ailleurs, l'eau est particulièrement agréable durant le jeûne car on ne ressent pas l'essoufflement, que l'on ressent très vite hors de l'eau. De nombreux jeûneurs m'ont rapporté prendre beaucoup de plaisir à suivre des cours d'aquagym qui leur permettent de faire de l'activité physique douce, en ne sentant aucune fatigue, vertige, ou difficulté à respirer. Il est bien sûr préférable de se baigner dans de l'eau de mer, les piscines étant remplies de chlore, bactéries diverses

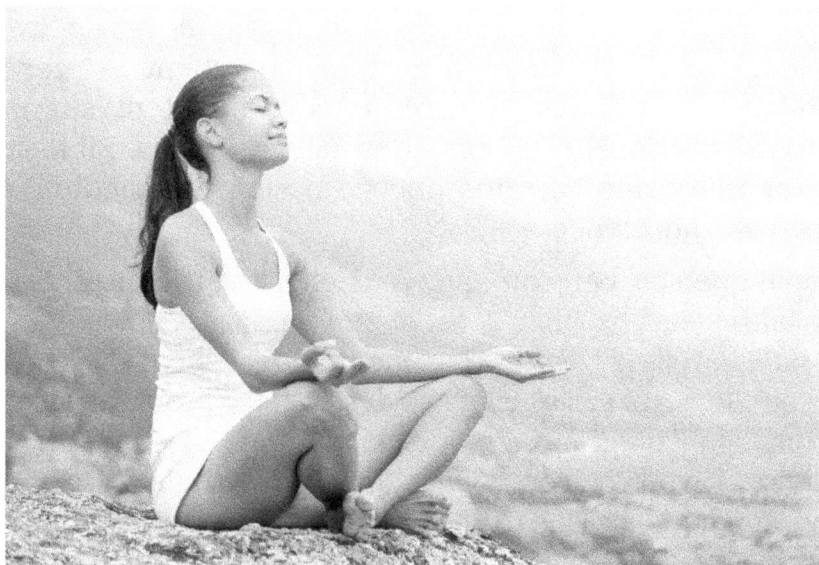

et surtout informations qui y sont stockées pendant des mois[21]. L'eau de mer, au contraire, favorise l'alcalinisation des tissus et la détente. Alors, adaptez l'activité physique à votre constitution et vitalité et détendez-vous !

Pratiquez la méditation

La méditation est à la mode. Pas un magazine, publicité Facebook ou émission de télévision qui n'en vante ses mérites, en présentant les nouvelles icônes autoproclamées de la pratique. La méditation est en fait un mot générique pour signifier une foule de pratiques différentes.

Certaines formes de méditation insistent sur des pratiques respiratoires, d'autres travaillent sur la visualisation, d'autres sur le fait de vider son esprit et

---

21 Voir le travail à cet égard de Jacques Benvéniste et du Professeur Luc Montagnier sur la mémoire de l'eau. Le documentaire « Water, le pouvoir secret de l'eau » de Anastasia Popova, Jupiter Films (2011) , est très instructif à cet égard.

de ne penser à rien, d'autres sur le fait de rester assis pendant quelques heures, certains marchent en cercle pendant 20 minutes, d'autres encore méditent sur des paroles spirituelles comme des versets de la Bible (ou autre), alors que certains encore parlent de méditer en « pleine conscience ».

Quelle que soit la forme que vous choisissez, la méditation est aussi un excellent outil pour relaxer notre esprit et améliorer la santé. La méditation, particulièrement lorsqu'elle est spirituelle, a des effets prouvés sur le corps, similaires à ceux de la prière. Elle permet de réduire l'hypertension, de ralentir le rythme cardiaque, elle améliore la sensibilité du système immunitaire et permet une meilleure synchronisation du système cardio-respiratoire[22]. Un sage bouddhiste, auquel on demandait comment il méditait, répondit ceci : « quand je mange, je mange, quand je dors je dors, quand je prie, je prie » signifiant ainsi que la méditation est une façon de vivre, en étant concentré sur le moment présent, en évitant d'être toujours dans ses pensées parasites du passé ou du futur.

La période de jeûne est une période faite pour méditer, quelle que soit la pratique que vous adoptiez. Personnellement, la période de jeûne me permet d'installer une petite caméra interne à mes pensées et de prendre conscience de mes pensées. Est-ce que mes pensées sont positives, aimantes, encourageantes pour moi-même et les autres ? Nous avons environ 60 000 pensées par jour, dont 48 000 qui sont négatives, soit environ 70 %. Où est-ce

---

22 Diverses sources comme : Cysarz D and Büssing A, « La synchronisation cardiorespiratoire durant la méditation », Journal européen de physiologie appliquée. Cardiorespiratory synchronization during Zen meditation. European journal of applied physiology (2005) . Springer R and Schneider et al, « La méditation peut réduire la mort, les attaques et AVC chez les patients cardiaques », Journal de l'association américaine du cœur. Meditation might reduce death, heart attack and stroke in heart patients. American heart association journal (November 2012) .

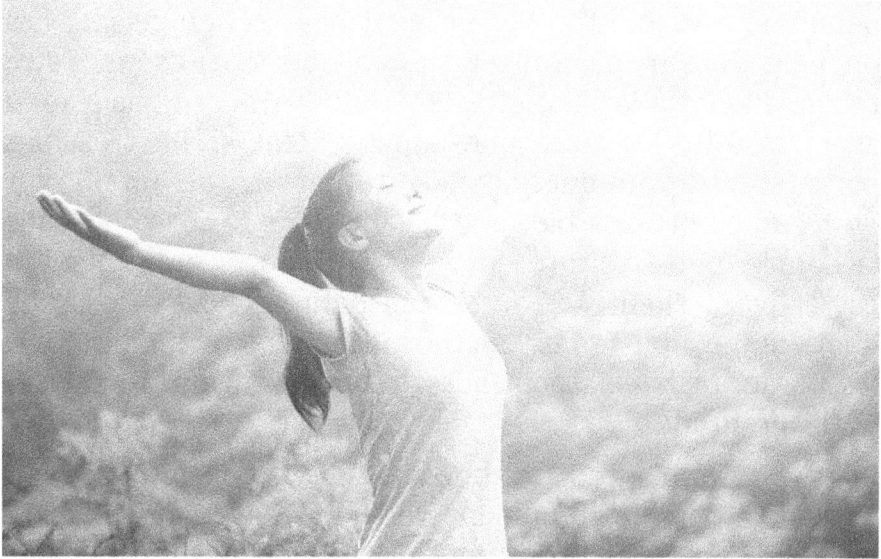

que je me situe par rapport à cette étude ? Quelles sont mes pensées au fil de la journée, du moment où je me lève jusqu'à celui où je me couche ?

Le jeûne est le moment idéal pour réfléchir à son mode de vie, ses fonctionnements physiques et mentaux et demander à avoir des révélations sur ce que nous devrions changer à notre quotidien, pour que nous soyons plus heureux et détendus.

La gratitude

La gratitude est pour moi l'élément principal, et même la première clé du bonheur[23]. Il y a des milliers de raisons d'être insatisfait de sa vie au quotidien. On peut se plaindre du temps qu'il fait, des prix qui augmentent, du terrorisme, des scandales politiques, des embouteillages, de l'eau de la douche qui n'est pas assez chaude, du café qui ressemblait à du jus de chaussettes ce matin, de la

---

23 Vous pouvez consulter mon premier ouvrage « Pratiquer le Bonheur, Passeport pour la Santé », aux éditions H'AIM publishing (2016) pour un aperçu complet du sujet.

personne avec qui l'on vit qui n'est pas ceci ou cela... Mais on peut également trouver des milliers de raisons d'être reconnaissant à la Vie : être en vie tout d'abord, mais aussi avoir un toit, des amis, une famille même si elle n'est pas parfaite, quelqu'un qui nous a souri dans la rue, un bon jus de légumes pressés bio, une balade dans un parc ou dans la nature, notre voiture qui nous transporte ou le bus qui est arrivé à l'heure... Toutes ces petites choses de la vie quotidienne nous semblent normales jusqu'à temps qu'on les perde. Mais cela peut aussi être une raison d'exprimer notre gratitude.

Mais pourquoi, tout d'abord, avoir de la gratitude ? Pour les personnes aimant les chiffres et les études, rassurez-vous... Des dizaines d'études fleurissent depuis une vingtaine d'années sur les bienfaits de la gratitude sur notre santé et notre bien-être. Une étude, publiée en 2015 par l'Association Américaine de Psychologie et Deepak Chopra, rapporte que la gratitude et le bien-être spirituel apportent une meilleure humeur, moins de fatigue et plus d'efficacité personnelle, mais surtout que c'est la gratitude dans la pratique spirituelle qui apporte le sentiment de bien-être[24]. Egalement, se focaliser sur les bénédictions que nous recevons, plutôt que sur nos fardeaux, permettrait de retirer des bénéfices émotionnels de cette pratique mais aussi d'améliorer nos relations interpersonnelles[25].

24 Chopra D and Mills P, *The Role of Gratitude in Spiritual Well-Being in Asymptomatic Heart Failure Patients*, Spirituality in Clinical Practice (2015) (Le rôle de la gratitude dans le bien-être spirituel pour les patients atteints d'arrêt cardiaque asymptomatique), [En ligne] https://www.apa.org/pubs/journals/releases/scp-0000050.pdf (consulté le 2.02.2017)

25 Emmons, R.A., & McCullough, M.E, « *Counting blessings versus burdens: Experimental studies of gratitude and subjective well-being* », Journal of Personality and Social Psychology, 2003, p.377-389. (Compter les bénédictions versus les fardeaux : études expérimentales de la gratitude sur le sentiment de bien-être)

Ceci dit, au-delà des résultats d'études scientifiques, nous pouvons tout simplement nous demander : est-ce qu'il est plus facile de bouder et grommeler pour tout et rien, ou est-ce qu'il est plus facile d'être zen et de sourire à la vie ? Quel genre de personne prenez-vous plaisir à fréquenter, des personnes positives et enthousiastes, ou des personnes qui se plaignent de tout ? Le choix semble facile non ? Alors devenons cette personne souriante, aimante, qui encourage et édifie les autres, et est aimée en retour.

Adopter la gratitude au quotidien est semblable à n'importe quelle habitude que nous adoptons dans notre vie, que ce soit le fait de faire du sport, de boire du café, de respirer au grand air, mais aussi de critiquer ou de râler. Notre organisme s'habitue à tout assez rapidement. Les experts citent souvent la période de 21 jours comme la période nécessaire au changement. Si vous ne pratiquez pas encore la gratitude au quotidien, pourquoi ne pas essayer de le faire en vous engageant à la pratiquer pendant au moins 21 jours, à partir de votre premier jour de jeûne, et d'expérimenter les changements potentiels ?

Le carnet de gratitude

Pour ce faire, je vous invite à utiliser un carnet, des feuilles volantes ou votre téléphone et à noter, chaque jour, trois choses pour lesquelles vous êtes reconnaissants. Il est important de le faire par écrit ou au moins de le dire à haute voix pour ancrer cette pratique dans votre quotidien. Cela peut-être des choses simples voire répétitives, mais je peux vous assurer que le fait de dire MERCI à la vie, à l'univers, à Dieu ou à qui vous voulez pour les petites bénédictions quotidiennes, change profondément votre état d'esprit et votre perception du bonheur.

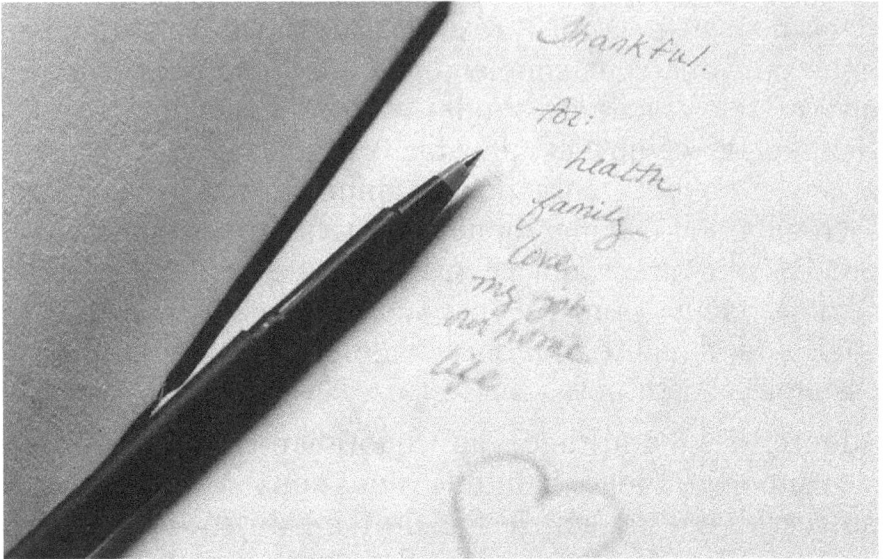

Je me souviens que lorsque j'ai commencé cet exercice il y a quelques années, je traversais une période un peu difficile. Je me forçais vraiment à écrire trois choses, chaque jour, dans mon carnet. Les choses que je consignais étaient des plus banales : « une bonne tomate » « un café sympa où j'ai été aujourd'hui » « mon studio de 20m² dans le quartier populaire de Barbès à Paris », « un parisien qui a souri dans le métro » ... Pratiquer la gratitude pour toutes ces choses, si anodines, m'a finalement permis de me sentir de mieux en mieux chaque jour. Aujourd'hui, j'ai la chance de partager ma vie avec une personne extraordinaire, avec qui je peux partager cette pratique au quotidien. Si vous le pouvez, je vous invite à partager la gratitude avec votre partenaire, vos enfants, votre famille, vos voisins... Avant de dîner, chacun doit trouver trois choses pour lesquelles il/est reconnaissant/e et le partager. Une variante de ce jeu consiste à trouver trois choses chez l'autre pour lesquelles nous sommes reconnaissants... Assez facile lorsque tout va bien et que l'on file le parfait amour, parfois un peu plus compliqué pour les personnes qui traversent une crise, mais toujours encourageant pour garder ses yeux fixés sur les choses positives.

Le jeûne est le moment idéal, alors que nous retournons l'attention vers nous-mêmes, pour commencer à pratiquer la gratitude ou pour y consacrer plus de temps si elle fait déjà partie de notre quotidien, car notre bonheur et notre bien-être y sont étroitement associés.

La prière, une nécessité du jeûne spirituel

Le jeûne, que l'on le veuille ou non, est un acte spirituel à l'origine. Le jeûne est l'une des pratiques centrales des différentes religions. Toutes les religions monothéistes, et les autres, ont inscrit une ou des périodes de jeûne durant l'année, pour permettre au croyant de se purifier, de se montrer humble devant Dieu, mais aussi d'acquérir de la force dans la prière ou pour franchir un palier initiatique. Effectuer un jeûne est donc, quelles que soient nos convictions et pratiques, une décision qui a une portée spirituelle même si aujourd'hui la plupart des personnes le pratiquent avec un but uniquement thérapeutique. Lorsque l'on parle de jeûne, il ne s'agit pas en fait d'une simple privation de nourriture, auquel cas, on pourrait très bien parler de régime restrictif. Il signifie un retour sur soi, une connexion à son être global : corps, esprit et âme. D'ailleurs, la guérison physique intervient souvent lorsque les trois corps sont en harmonie.

Le jeûne « spirituel » le plus médiatisé dans les pays francophones est sûrement le jeûne du Ramadan, suivi par 71 % des musulmans

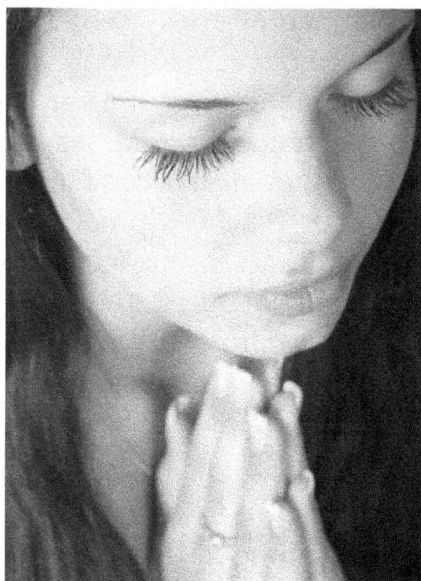

en France, qui jeûnent de façon partielle 28 jours par an. Les juifs eux, jeûnent 24 heures pour commémorer le jour du Kippour. Les chrétiens jeûnent aussi plusieurs fois par an ou tout du moins plusieurs fois dans leur vie. Le verset de l'évangile de Matthieu (6 : 16-18) mentionne clairement « quand vous jeûnez » et non « si vous jeûnez », indiquant ainsi le caractère habituel du jeûne dans la Bible. Le jeûne n'est pas considéré comme une option mais comme un style de vie, au même titre que la prière. Dans certains cas, notamment lors d'oppositions d'ordre spirituel, le jeûne, toujours dans la Bible, est préconisé. L'évangile de Marc (9 :29) rapporte l'histoire d'un enfant possédé que les disciples de Jésus n'avaient pas réussi à libérer. Jésus leur dit alors ce verset : « ce genre de démon ne peut être chassé que par la prière et le jeûne » mettant les deux pratiques à égalité. A noter d'ailleurs que de nombreuses versions de la Bible ont enlevé le mot « jeûne » du verset, sûrement pour ne pas froisser les dévots, qui trouvent le jeûne un peu difficile... Mais il n'empêche que la version grecque le mentionne clairement. La reine Esther a elle jeûné 3 jours et 3 nuits sans boire ni manger avant d'intercéder auprès du roi et de libérer son peuple. Un jeûne sec éprouvant, encore pratiqué aujourd'hui, durant lequel beaucoup de personnes rapportent expérimenter des sensations et expériences spirituelles extraordinaires. Le prophète Daniel a fait, lui, un jeûne de 21 jours, que l'on nommerait aujourd'hui régime hypotoxique, en enlevant le gluten, les protéines animales et le sucre, et qui permet de libérer l'esprit de toxines et additifs majeurs contenus dans ces produits. Dans la tradition bouddhiste, on trouve de nombreux jeûnes de 21 jours également. Toutes ces traditions, cultures, religions ont des pratiques du jeûne qui prennent différentes formes, mais chaque fois, le jeûne est lié à un paradigme qui a une portée spirituelle, c'est-à-dire de l'esprit.

La prière est donc une pratique qui vous permettra d'expérimenter les bienfaits du jeûne physique de manière plus profonde. Certaines personnes se demandent peut-être comment faire une prière, car la prière est souvent considérée comme un concept inutile et dépassé. Dans certains pays où la prière est imposée par le gouvernement ou la police religieuse, de nombreux habitants se réfugient chez eux pour y échapper. Mais la prière dont je veux parler ici n'est pas une prière imposée ou toute faite, c'est une prière personnelle qui vient du cœur.

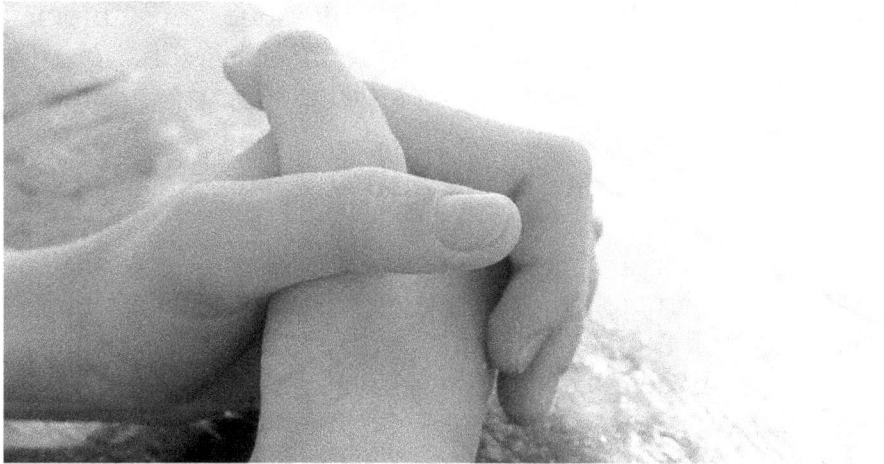

La première et meilleure prière que je connaisse consiste à pratiquer la gratitude et à vivre avec joie. La gratitude est donc en elle-même une prière. Car la prière est avant tout un signe de reconnaissance à Dieu ou à l'univers, quelle que soit notre religion ou notre croyance. La gratitude dispose notre esprit et notre cœur à recevoir la paix, mais aussi à entendre des paroles de Dieu ou de notre petite voix interne, qui va sûrement nous souffler une parole de sagesse ou une solution à un problème auquel nous faisons face.

Une fois que vous avez remercié pour les choses qui sont autour de vous et en vous, vous pouvez intercéder pour vous-même ou les autres personnes en demandant que le meilleur arrive dans une situation donnée. Ce que vous croyez avec une foi inébranlable et demandez avec insistance, avec une intention noble bien sûr, se matérialisera dans vos vies. Notre pensée est créatrice et ce que nous déclarons est primordial. Enfin, demander et s'accorder le droit au pardon, puis demander à être guidé sur votre chemin de vie, pour faire les bons choix et prendre les bonnes décisions, est une belle façon de terminer une prière. Encore une fois, trouvez un rituel qui est adapté à votre croyance et votre style.

La bonne nouvelle est que lorsque nous prions, nous rentrons dans la vibration thêta, qui est la fréquence vibratoire produite par notre corps lorsque nous sommes dans un état de profonde relaxation ou méditation. La fréquence thêta est utilisée dans de nombreuses thérapies et permet d'harmoniser le corps énergétique et physique.

Les personnes qui prient tendent à être moins malades que les autres et se remettent plus vite. Une étude conduite aux Etats-Unis a montré que les personnes qui allaient à l'église avaient en moyenne des séjours trois fois moins long à l'hôpital que celles qui n'y allaient pas[26]. Une autre étude, en Israël, a montré que les patients cardiaques avaient 14 fois plus de risques de mourir à la suite d'une opération du cœur s'ils n'étaient pas pratiquants[27].

Vous pourriez penser que ceci est seulement une question d'être optimiste et n'a rien à voir avec des effets spirituels ou surnaturels, peut-être. Mais les études scientifiques tendent à montrer que la prière est vraiment efficace : Crawford a pris 45 cas cliniques et 45 cas de laboratoire pour évaluer les effets de la prière : 70.5 % du premier panel et 62 % du dernier ont rapporté un effet positif de la prière et guérison à distance[28].

---

[26] Etudes citées par Koenig HG, McCullough ME, et Larson DB, « Handbook of religion and health », (Manuel de religion et santé), Oxford, Oxford University Press, 2001, p.317–320.

[27] Ibid, p.22.

[28] Crawford CC, Sparber AG, et Jonas WB, A systematic review of the quality of research on hands-on and distance healing: Clinical and laboratory studies. (Une revue systématique de la qualité de recherches sur la guérison et l'imposition des mains à distance : études cliniques et en laboratoire). Alternative therapy health medicine 9, 2003, p.96–104.

La prière fonctionne même sur les animaux ! L'avantage des espèces non-humaines est que les résultats ne peuvent quasiment pas être influencés par l'effet psychologique ou placebo. Une étude faite sur des bébés singes a montré que la prière d'intercession sur des plaies ouvertes, durant quatre semaines, réduisait la taille de la plaie et que les paramètres hématologiques étaient grandement améliorés pour les primates qui avaient reçu les prières[29].

Je pourrais témoigner de petits et grands miracles de ma vie ou des personnes que je connais personnellement, mais il faudrait sûrement un ouvrage entier pour couvrir le sujet. Le but de mon propos ici est seulement de souligner l'interaction entre le jeûne et la spiritualité. Pas en tant que pratique religieuse mais en tant que relation et connexion à Dieu ou au divin, qui est finalement partout.

---

[29] Lesniak KT, *The effect of intercessory prayer on wound healing in nonhuman primates*, (Les effets de la prière d'intercession sur la guérison de plaies chez des primates non humains). *Alternative therapy health medicine* 12, 2006, p.42–48.

CHAPITRE 7

Le jeûne revitalisant en entretien

Le jeûne dans la vie quotidienne

L'alimentation et notre style de vie moderne font que nous ingérons beaucoup de toxines, comme nous l'avons vu dans le premier chapitre de cet ouvrage. Intégrer le jeûne dans notre vie quotidienne nous permet de maintenir les effets d'un jeûne de plusieurs jours sur le long terme d'une part, mais aussi de rééquilibrer les excès que nous pouvons faire d'autre part. Pratiquer une journée de jeûne par semaine ou une monodiète est une excellente pratique. C'est assez facile à mettre en œuvre et cela permet justement de donner un repos digestif au corps et de permettre une détoxination régulière.

Si vous souhaitez pratiquer une journée de jeûne par semaine, vous pouvez faire un jeûne hydrique, avec de l'eau et des tisanes, un jeûne modifié avec des jus de légumes et fruits crus durant la journée ou vous pouvez aussi décider de faire un jeûne sec de 16h, c'est-à-dire ni en mangeant ni en buvant depuis votre dernier dîner jusqu'au lendemain soir vers 17/18 heures. Si vous souhaitez faire une monodiète, qui est beaucoup plus facile à suivre lorsque vous travaillez ou êtes occupés, vous trouverez à la fin de cet ouvrage différents menus pour faire des journées de monodiète. Le jeûne d'une journée est excellent en entretien et il est assez aisé de l'intégrer dans sa vie quotidienne. Ceci dit, les effets thérapeutiques sont moins visibles qu'avec un jeûne de trois jours ou d'une semaine, il s'agit donc plus d'un complément au jeûne que d'une alternative.

Le jeûne revitalisant : qu'est-ce que c'est ?

Le jeûne revitalisant est un jeûne qui permet de détoxiner le corps, tout en lui permettant d'effectuer une reminéralisation et de faire le plein de vitamines. C'est un jeûne qui peut se faire une fois par mois ou bi-mensuellement si vous souhaitez augmenter ses effets bénéfiques, surtout dans le cas de pathologies que le jeûne permet d'améliorer ou de soigner. Dans ce cas, il peut être conseillé de faire le jeûne revitalisant pendant 3 à 6 mois bi-mensuellement, avant de le faire une fois par mois ou chaque trois mois en entretien.

Quand faire la cure ?

Choisissez trois jours où vous pourrez consacrer du temps à vous-même et vous déconnecter si possible du quotidien. Il peut s'agir par exemple du week-end, en commençant la purge le vendredi soir (dans ce cas prévoyez de rester à la maison le samedi matin), et en mangeant des fruits jusqu'au lundi soir. Ne choisissez pas un moment où vous êtes stressés, avec de la pression au travail ou à la maison, ou des obligations sociales, car le jeûne nécessite avant tout une détox du mental, des pensées négatives, et de tous nos comportements routiniers.

Préparation de la cure

La préparation de la cure est la même qu'un jeûne long et elle permet de faire la « purge » de l'organisme en permettant au foie, à la vésicule biliaire et à l'intestin de se nettoyer avant de jeûner et d'apporter les nutriments essentiels. Bien sûr, si vous ne trouvez pas de citrates mentionnés dans la liste ci-dessous, vous pouvez vous contenter du Chlorure de Magnésium ou du Sulfate de Magnésium, qui auront les mêmes effets laxatifs, mais seront un peu agressifs pour le tube digestif.

- 10 grammes de Chlorure de Magnésium
- 10 grammes de Citrate de Magnésium
- 10 grammes de Sulfate de Magnésium
- 5 grammes de Citrate de Potassium

Mettez ces ingrédients dans 1/2 litre d'eau faiblement minéralisée, type Volvic ou Mont Roucous.

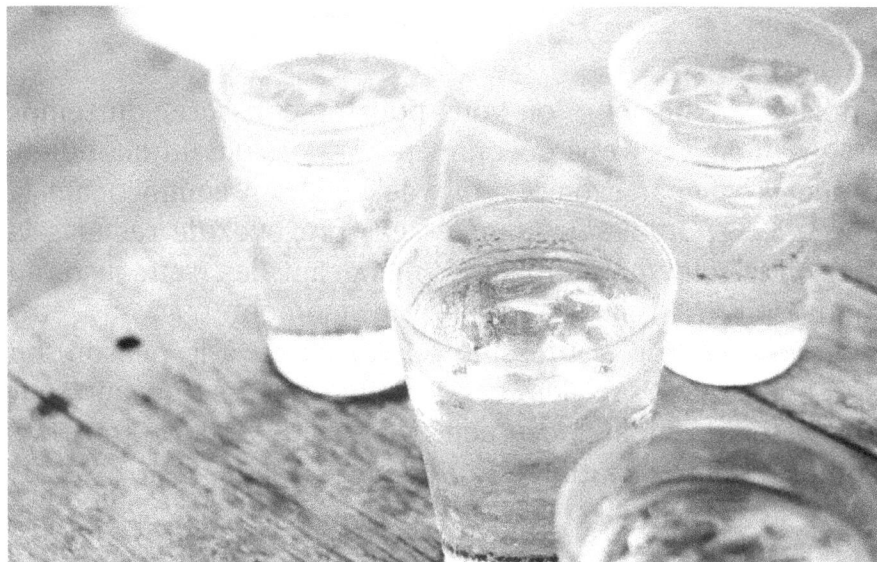

Le soir

Prenez un grand verre de la solution (25 cl ou 33 cl), le soir avant de dormir vers 22 heures, et ce après un repas léger, sans protéines animales et si possible composé d'une soupe ou bouillon seulement.

Le citrate de magnésium et de potassium sont de plus en plus difficiles à trouver en pharmacie sauf celles qui ont encore un laboratoire de préparation. Vous pouvez les commander sur Internet ou par téléphone auprès de la pharmacie de l'Europe à Paris par exemple. Vous pouvez aussi faire la détox sans, l'efficacité purgative sera la même, mais les citrates sont importants pour l'équilibre acido-basique du corps et ils apportent des minéraux.

Le lendemain matin

Prenez un verre d'eau chaude en vous levant, en essayant de ne rien manger jusqu'à 12 heures. Si vous n'êtes pas allé aux toilettes et ne ressentez pas de forts gargouillis, buvez le reste de la solution dans la matinée.

De J+1 midi à J+3

▷ Fruits goûteux et juteux épluchés, de votre choix, à volonté. Vous pouvez utiliser les exemples de salades de fruits mentionnées dans le chapitre précédent sur la réalimentation.

▷ Tisanes de plantes (mélangées ou unitaires, prêle pour reminéraliser, mélisse pour le confort digestif, cassis pour le confort ostéo-articulaire, thym qui est antibactérien et anti-inflammatoire, camomille qui est calmante et antalgique, bardane pour la peau et le pancréas, menthe pour améliorer le système digestif ...).

▷ Buvez de l'eau seulement.

Reprenez votre alimentation habituelle de façon progressive en intégrant petit à petits les légumes, les graines germées, les oléagineux, puis les céréales et protéines animales.

Derniers conseils

▷ Buvez de l'eau faiblement minéralisée avec des résidus secs inférieurs 50 mg, type Volvic, Mont Roucous, Montcalm, Eau de source de montagne Carrefour (52 mg de résidus à sec et pH 7,3) ou d'autres distributeurs...

▷ Prenez chaque jour un bain chaud avec 1 kg de gros sel de mer qui servira à vous réchauffer, à alcaliniser votre corps, qui expulse plus d'acides durant la cure, et libérer les énergies usagées ;

▷ Marchez et oxygénez-vous 30 minutes par jour ;

▷ Pensez à respirer profondément et en conscience ;

▷ Portez des habits plus chauds que d'habitude ;

▷ Focalisez-vous sur des pensées positives et faites des activités qui vous donnent de la joie et du plaisir ;

▷ Plus vous mettez de temps à aller à la selle plus votre corps est encrassé.

Indications et contre-indications

Le jeûne revitalisant s'inscrit bien évidemment en complément d'une alimentation vivante, équilibrée et de la recherche du bien-être global. Il fait des merveilles lors des petits rhumes, grippes d'hiver, lors d'une période d'excès alimentaires, fatigue passagère ou envie de renouveau.

Comme tous les jeûnes, c'est un outil puissant pour soutenir le traitement d'affections telles que :

▷ Fatigue, stress

▷ Hypertension, troubles de la circulation sanguine

▶ Affections gastro-intestinales

▶ Rhumatismes, arthroses, arthrites

▶ Allergies et inflammations

▶ Obésité ou désir de perte de poids

▶ Hyperlipidémie (excès de graisse dans le sang)

▶ Stéatose (excès de graisse dans le foie)

▶ Syndrome prémenstruel, migraines, ménopause, acné

Si vous ne supportez pas les légumes crus et fruits, c'est que vous souffrez de perméabilité intestinale ou de dysbiose intestinale. Rien d'anormal à ceci : 50 à 60 % de la population en souffre. Il convient, dans ce cas, de ne faire que des jus de légumes et fruits à l'extracteur pour éviter d'ingérer les fibres des aliments qui sont encore irritantes pour votre intestin. Petit à petit, vous les tolérerez de mieux en mieux et vous pourrez manger des crudités qui sont la base du régime spécifique de l'être humain.

Pour les personnes qui ont peur de prendre du poids en mangeant des fruits qui contiennent du sucre, sachez que le sucre des fruits est le seul sucre assimilable par notre organisme, à la différence de tous les sucres transformés, parfois naturels comme le fructose issu du maïs, mais qui sont inassimilables par l'organisme humain. Les fruits ne font donc pas grossir mais ils apportent au contraire les nutriments essentiels au corps. Des personnes ont même rapporté avoir perdu du poids en faisant des monodiètes de banane qui n'est pas franchement le fruit le plus diurétique qu'il soit. Donc n'ayez pas peur des fruits, au contraire, expérimentez cette cure de revitalisation et voyez ce qui se passe dans votre corps. Ceci dit, ne passez pas l'étape de la purge, qui est essentielle à l'élimination des toxines, avant la reminéralisation effectuée par les fruits.

Bonne revitalisation et bonne régénération.

Idées de Mono-diètes

Je ne suis pas une grande fan des mono-diètes, car comme leur nom l'indique, elles sont assez monotones. Ceci dit, beaucoup de personnes aiment faire une mono-diète sur un ou deux jours, je les présente donc ici. Beaucoup de mono-diètes proposées sont composées de céréales, légumineuses, ou légumes cuits. Les cliniques Buchinger par exemple conseillent des mono-diètes de riz ou de pomme de terre. En tant que naturopathe, je vous conseillerais plutôt la courgette, la carotte, un fruit... je vous laisse faire votre choix ! Il est important de boire de l'eau ou des infusions (sans sucre) à côté de la nourriture choisie. Cette mono-diète de 24 ou 48 heures comporte entre 650 et 900 calories par jour, vous aidant ainsi à garder la santé et maintenir votre poids idéal, surtout après un gros repas, ou si vous avez mangé à l'extérieur durant la semaine. En entretien, la mono-diète est recommandée une fois par semaine selon vos besoins.

Fruits ou légumes

Choisissez un fruit (ou légume) et mangez-en 1.5 kilos durant la journée, que vous pouvez couper en 3 à 4 repas. Les pommes, poires, pastèques, cerises, fraises, bananes et raisins sont des bons fruits pour la mono-diète. Au rayon légumes, la carotte, la courgette, le fenouil sont souvent citées. Mais vous pouvez également acheter des fruits ou légumes de saison de

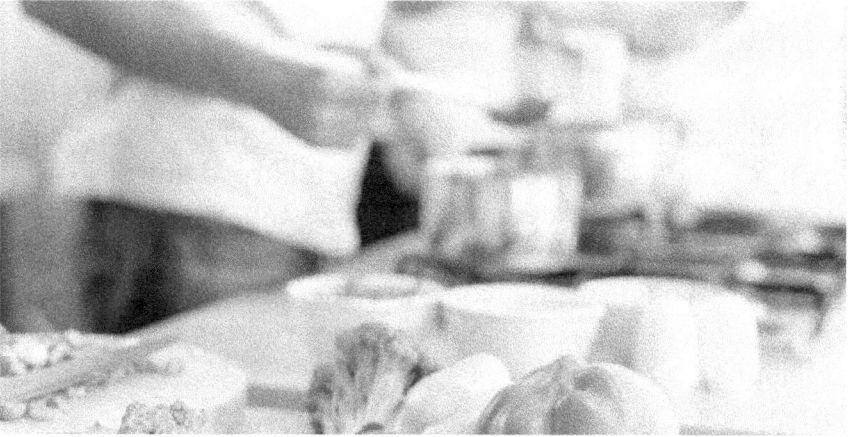

votre région. Vous pouvez aussi faire cette mono-diète sous forme de jus de légumes. Dans ce cas, faites un litre de jus de légumes frais.

Riz

Mangez 150 grammes de riz complet en trois repas : petit-déjeuner, déjeuner et diner. Vous pouvez l'accompagner de compote de pomme, de cannelle, un petit peu de sauce tamari (ou soja), de la sauce tomate, ou de la salade verte.

Pommes de terre

Mangez 3 kilos de pommes de terre, cuites avec leur peau dans une casserole ou préférablement dans un cuiseur à la vapeur douce. Servez-les en trois repas. Vous pouvez ajouter un yaourt, ou yaourt de soja avec des herbes et des épices (basilic, ciboulette, menthe, pétales de rose, ail, mais pas de sel). Vous pouvez aussi ajouter un peu de cumin et cuire les pommes de terre dans le four ou les écraser. Vous pouvez aussi servir les pommes de terre accompagnées de sauce tomate, ail, herbes aromatiques ou une salade verte.

Courgettes

Mangez 3 kilos de courgettes, préparées en soupe (avec un bouillon cube de légumes), en salade (avec une cuillère à soupe d'huile d'olive, une demi cuillère d'huile de noix, lin, ou sésame, une cuillère de sauce tamari ou de citron) ou cuites au four avec un peu de sauce tomate et d'ail, ou oignon. Je suggère que vous commenciez la journée avec une soupe ou la salade, puis des courgettes au four pour le déjeuner ou dîner.

La méditation du jeûne

Phase de la Respiration

urant une minute (ce qui représente approximativement quatre longues inspirations/expirations), vous pouvez respirer alternativement avec votre narine gauche puis votre narine droite, en bloquant l'autre avec votre index. Vous devez essayer de prendre autant d'air que possible lorsque vous inspirez, puis bloquer cet air pendant quelques secondes, avant d'expirer lentement jusqu'à ce qu'il n'y ait plus d'air dans vos poumons.

Cette respiration alternative va permettre aux hémisphères du cerveau, droit et gauche, d'être équilibrés et de fonctionner de façon optimale. Si vous faites bien attention, vous remarquerez qu'il est plus facile de respirer d'un côté que de l'autre, suivant votre hémisphère dominant. En général, les femmes respirent plus facilement de leur narine gauche qui correspond au cerveau droit, qui gère la créativité, l'intuition, l'émotion. Tandis que pour les hommes, c'est souvent le côté droit qui est plus ouvert, correspondant au cerveau gauche rationnel, logique, mono-tâche et planificateur. Mais le côté plus ouvert dépend également de votre humeur et de vos préoccupations du jour, donc n'en tirez pas de conclusions hâtives.

Lorsque vous avez effectué cette respiration alternée, vous pouvez ensuite faire cinq longues inspirations et expirations en utilisant les deux narines cette fois. Cette respiration permet de calmer le système sympathique, qui est lié à l'état de veille et de stress.

A ce stade, vous devez également sentir distinctement toutes les odeurs présentes dans l'air autour de vous. Si vous avez la chance de faire cet exercice au bord de la mer ou dans la nature, vous pourrez sentir l'iode, l'essence de pin, l'humidité, l'odeur de la terre, mais aussi, si vous êtes en ville, les gaz d'échappement et les odeurs de nourriture, ce que vous n'aviez absolument pas remarqué quelques minutes auparavant. Vous avez maintenant effectué le cycle rapide de relaxation et de recharge en énergie vitale.

Vous pouvez ensuite passer quelques instants, minutes, en silence, en vous concentrant sur votre respiration. Il ne s'agit pas de juger votre respiration, ou d'essayer d'obtenir un résultat particulier avec votre corps, mais simplement d'observer votre respiration et votre corps comme le ferait un observateur externe. Est-ce que je me tiens plutôt droit avec l'impression d'être relié au ciel par un fil de soie depuis ma tête et à la terre par un fil de plomb sous mes fesses ? Si je suis avachi, est-ce que je peux me redresser un tout petit peu pour laisser circuler l'air librement dans ma colonne d'air ? Si je suis allongé, est est-ce que je me sens détendu ? Est-ce que j'ai une douleur quelque part ? Est-ce que j'ai beaucoup de pensées qui traversent mon esprit ?

Si vous vous sentez encore un peu agité ou pris par des pensées parasites, vous les laissez partir et vous vous concentrez à nouveau sur votre respiration et à l'observation de votre corps.

Phase de visualisation et affirmation

Puis, vous pouvez vous voir baignant dans une atmosphère bienveillante, de paix, d'amour et de joie. Vous vous donnez alors le message suivant :

« Je suis unique,
Je suis précieux/se,
J'ai une valeur inestimable,
Je m'aime et je suis aimé/e. »

Vous répétez ces phrases plusieurs fois dans votre tête ou à haute voix. Vous pourrez aussi le faire plusieurs fois à d'autres moments de la journée, devant un miroir, pour renforcer ces affirmations. Plus vous le direz, plus vous remarquerez que vous vous sentirez plus joyeux, plus aimé, plus confiant en vous-même et la vie.

Si cela vous aide, vous pouvez vous imaginer, ou visualiser un endroit agréable comme un jardin, un parc, le bord de mer, votre maison de vacances où vous vous sentez bien ou tout autre endroit de votre choix.

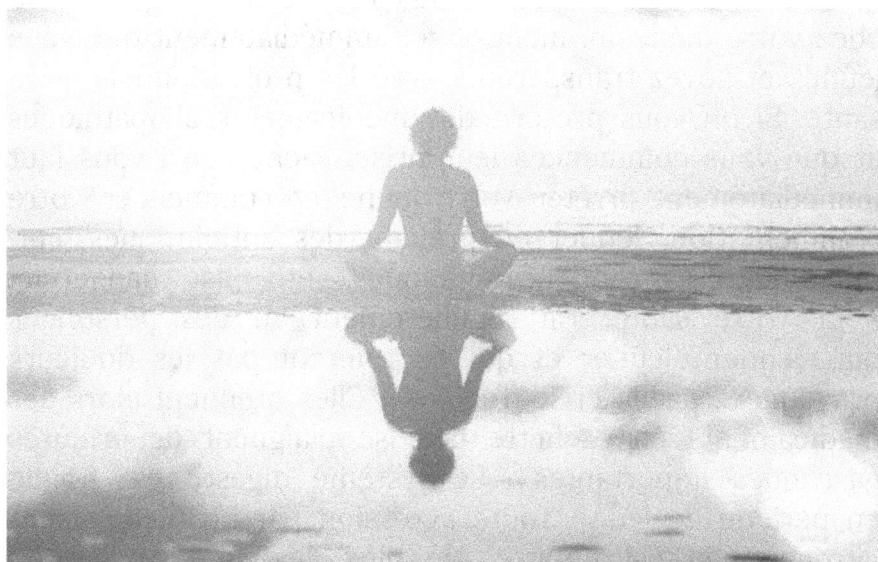

Les petits remèdes naturels durant le jeûne

Petit rappel préliminaire

*L*es douleurs et maux divers surviennent souvent durant un jeûne, sans qu'il faille s'en inquiéter. Tout d'abord, ne prenez surtout pas d'antibiotiques et d'autres médicaments anti-symptomatiques durant le jeûne. Si votre état nécessite de vous rendre aux urgences ou chez votre médecin, mentionnez immédiatement que vous jeûnez et soyez transparents avec les professionnels de la santé. Si on vous prescrit des médicaments allopathiques et que vous commencez leur prise, sachez qu'il vous faut immédiatement arrêter votre jeûne et commencer votre réalimentation. Jeûner en prenant des antibiotiques, anti inflammatoires, anti-histaminiques, etc. est dangereux pour votre santé. J'ai régulièrement vu des personnes qui viennent jeûner et qui ne tolèrent pas les douleurs provoquées par la crise d'acidose. Elles prennent alors des médicaments en cachette puis se plaignent de brûlures gastriques importantes... Le système digestif est fragile en période de jeûne, toute agression par un médicament iatrogène lui est néfaste. De plus, le jeûne permet au corps de libérer les toxines qui ont besoin d'être libérées, et de réparer ce qui a besoin d'être réparé. En bloquant les symptômes par des médicaments allopathiques, il est assez aisé de comprendre que l'on bloque les mécanismes d'élimination et de réparation du corps et qu'il n'y a, dans ce cas, aucun intérêt à poursuivre le jeûne. Il est même dangereux de le poursuivre, je le rappelle.

Donc, prenez sur vous, entourez-vous de personnes qui peuvent être à vos côtés ou vous accompagner durant le jeûne tel(le) un(e) naturopathe et traitez vos symptômes avec des méthodes douces et non agressives pour votre corps.

Vous trouverez ici quelques conseils pour soulager les maux les plus courants durant votre jeûne et notamment lors de la phase de transition entre le jeûne court (24 h) et de longue durée (supérieur à 48-72 heures).

Je jeûne et j'ai faim !

Ce que vous appelez faim est en fait une sensation de manque, qui n'a rien à voir avec la vraie faim physiologique, qui se manifeste après plusieurs semaines voire mois de jeûne. Rappelez-vous qu'un homme de 1.70 m et 70 kilos a environ 40 jours de réserves de graisse pour faire un jeûne, mais que la même personne pesant 90 kilos a des réserves pour 100 jours de jeûne ! La graisse est notre armoire réserve au cas où... Ceci dit, dans notre société d'abondance, les périodes de famines sont plutôt rares, ces graisses restent donc en réserve pour longtemps ! Ce que vous ressentez n'est donc pas une faim physiologique qui apparaît après plusieurs semaines ou mois de jeûne... Le docteur Shelton mentionnait que ses patients bavaient lorsqu'il était temps de les réalimenter, je ne pense pas que cela sera votre cas aussi rapidement.

Pour calmer ce sentiment de faim, qui est en fait un symptôme de manque ou une petite crise d'hypoglycémie, il vous suffit de masser votre plexus solaire dans le sens des aiguilles d'une montre, ou de boire un verre d'eau, si vous faites un jeûne hydrique ou modifié... Vous pouvez aussi sortir pour marcher et respirer, de cette façon vous oxygènerez vos cellules et vous vous sentirez immédiatement plus en forme. Avec ces gestes simples, vous vous rendrez compte que vous aurez même oublié la sensation de faim après quelques minutes.

Je jeûne et j'ai froid !

Le métabolisme est ralenti durant le jeûne et l'énergie provenant habituellement de la digestion est inexistante. Il faut donc se couvrir un peu plus que d'habitude en portant de préférence des vêtements en matière naturelle (coton, soie, laine). Egalement, vous pouvez poser une bouillotte d'eau chaude sur vos pieds ou vous masser la plante des pieds avec des huiles essentielles, mélangées à une huile d'amande, d'argan, de coco ou d'olive, pour relancer la circulation sanguine et énergétique. Tous les organes sont projetés sur les pieds et les chevilles, n'hésitez donc surtout pas à les masser en insistant sur le point du rein situé juste au milieu de la plante de pied.

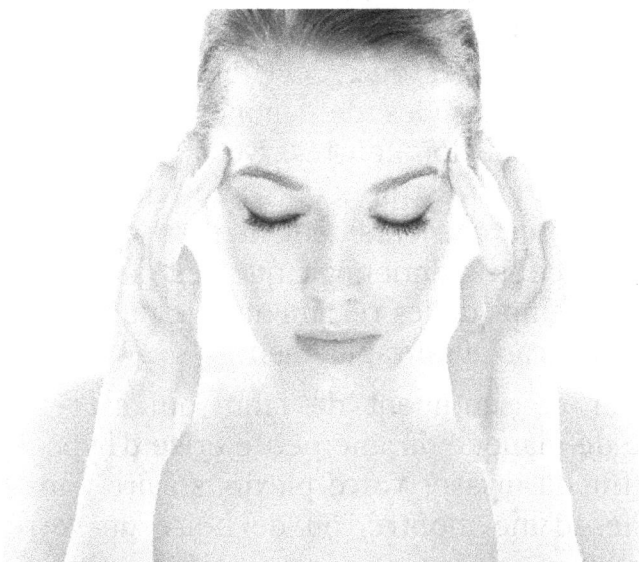

Je jeûne et j'ai le vertige !

Nos réflexes sont au ralenti durant la période de jeûne et les vertiges sont fréquents, surtout lorsque nous faisons des mouvements brusques. Ralentissez et acceptez de vivre à un rythme différent. Levez-vous lentement de votre lit ou de votre chaise. Si vous avez à disposition des huiles essentielles, respirez quelques secondes une huile essentielle de menthe ou de citron pour vous aider à retrouver vos sens et votre équilibre.

Je jeûne et j'ai mal à la tête !

Les migraines et céphalées sont des maux courants durant un jeûne. Elles affectent surtout les personnes qui boivent des excitants, café, thé, alcool, cigarette et les personnes qui mangent beaucoup de viande rouge. Elles apparaissent aussi si vous n'avez pas suivi une descente alimentaire de quelques jours au minimum. Et enfin, si vous êtes sujet aux migraines, sachez qu'il y a de fortes chances pour que votre corps déclenche des maux de tête durant le jeûne.

Mais sachez également que de nombreuses personnes ont été débarrassées définitivement de migraines qu'elles avaient depuis des années après un jeûne. Donc soyez optimistes et soyez sûrs que cette souffrance est salvatrice, que l'accalmie dure quelques semaines, mois ou plusieurs années.

Vous pouvez aussi vous masser les tempes avec une huile essentielle de lavande ou de menthe poivrée, ces deux huiles sont très efficaces pour soulager les céphalées.

Un gant d'eau froide sur le front peut aussi vous soulager légèrement.

Enfin, restez au calme et évitez les lumières vives pendant le temps que durent ces douleurs.

Nausées, maux de ventre et d'estomac

Souvent le jeûne provoque des nausées ou des crampes d'estomac chez les personnes qui ont des soucis d'acidité gastrique, qui sont prompts aux ulcères et les personnes qui sont nerveuses et soucieuses. Dans ce cas, que pouvez-vous faire ? Vous pouvez pratiquer la respiration consciente qui va vous aider à soulager le diaphragme et permettront de libérer les gaz stockés dans l'intestin. Vous pouvez aussi vous masser le plexus solaire, l'estomac ou le ventre avec des huiles essentielles notamment de menthe poivrée, d'estragon ou de camomille romaine. Enfin, essayez de bailler en ouvrant grand la bouche. Bailler est une hygiène de vie qui permettra de détendre le diaphragme et de rééquilibrer notre système respiratoire.

Les infusions de camomille, mélisse ou menthe seront elles aussi très efficaces pour dissiper maux d'estomac et maux de ventre. Elles sont antispasmodiques, apaisantes, sédatives, cholérétiques et digestives.

Mon cœur s'emballe

Durant le jeûne il n'est pas rare d'être épuisé après avoir fait quelques mètres ou avoir monté quelques marches. Acceptez-le et allez à votre rythme. Vous pouvez aussi avoir de la tachycardie et avoir le sentiment que votre cœur s'emballe. Dans ce cas, ne paniquez pas, respirez lentement et calmez votre esprit. Les infusions d'aubépine sont excellentes et sont adaptées à toutes les pathologies cardio-vasculaires. L'olivier est aussi une plante anti hypertensive et à tropisme cardiaque que l'on peut employer durant le jeûne.

Infections urinaires

Il n'est pas rare que des cystites, infections urinaires ou maux de reins se réveillent durant le jeûne. Dans ce cas, vous pouvez utiliser des plantes drainantes et diurétiques pour aider votre corps à évacuer les toxines et bactéries. L'hibiscus, la reine des prés, les queues de cerises, le bouleau sont des exemples de plantes à utiliser en infusion.

Si vous souffrez de problèmes sévères aux reins, ou si vous avez des antécédents de pyélonéphrites, rappelez-vous que le jeûne est contre indiqué dans votre cas et ne buvez pas de façon exagérée pour ne pas gonfler votre rein. Consultez un professionnel de santé.

Enfin, il n'est pas rare durant le jeûne que des infections gynécologiques apparaissent avec des mycoses, pertes blanches, mucus, mais aussi les règles peuvent survenir. Si les règles sont douloureuses, je conseille l'utilisation d'infusions de camomille, sauge, mélisse et pétales de rose.

J'ai mauvaise haleine...

Lorsque l'on jeûne, la langue devient très vite chargée d'un petit duvet blanc qui ne nous quitte pas avant que le nettoyage soit complètement effectué, ce qui peut durer de quelques jours à plusieurs semaines. Si vous faites un jeûne d'une semaine, il est probable que vous n'aurez pas la langue rosée avant la fin de votre jeûne. L'haleine devient également désagréable, voire fétide, ce qui est assez gênant lorsque l'on jeûne en société. La solution la plus efficace est de vous masser la plante des pieds avec de l'huile essentielle de menthe. Cette bonne odeur de menthe fraîche se diffusera dans votre bouche quelques minutes plus tard, vous permettant ainsi d'être tout sourire dans toutes les situations. Vous pouvez aussi vous brosser les dents mais de préférence avec un dentifrice végétal sans fluor ni additifs.

Ressources utiles

Quelques ressources sur le jeûne

▷ |FACEBOOK| **Groupe Facebook pour échanger, partager, poser des questions, demander des conseils : www.facebook.com/jeuneralamaison/**

▷ |BLOG| **Blog sur le jeûne. Allez sur le site pour télécharger gratuitement le livret « Bien Préparer son Jeûne » :**
Jeûner à la maison : **www.jeuneralamaison.fr**

▷ |PROGRAMME| **Programme d'accompagnement complet au jeûne à la maison**
« Régénérez votre organisme en 15 jours » (dont 5 jours de jeûne), disponible sur Jeûner à la Maison www.jeuneralamaison.fr

▷ |VIDEOS|**Un enseignement sur Youtube de qualité, avec une série de 12 vidéos sur le jeûne. Tous les types de jeûnes sont étudiés (sec, hydrique, intermittent...) :**
Thierry Casasnovas : « Le jeûne, la fête du corps » Vidéos de 1 à 12.

www.regenere.org
Thierry Casasnovas : « La détox c'est du bidon » Vidéos 1 à 4.

▷ |LIVRES| Pour en savoir plus sur le jeûne, les livres avec les bases fondamentales lorsque l'on veut étudier le jeûne sous tous ces aspects :

▶ **Le Jeûne**

Dr Herbert Shelton, Editions Courrier du livre (1994)
Le livre de référence, extrêmement complet

▶ **Le Jeûne, meilleur remède de la nature**

Dr Albert Mosseri, éditions Aquarius (2010)
Livre très complet avec les protocoles entrepris par le
Dr Mosseri pour traiter diverses affections.

▶ **L'art de jeûner, Manuel du jeûne thérapeutique
Buchinger**

Dr Françoise Wilhemi de Toledo, Editions Jouvence
(2014)
Un livre sur le jeûne écrit par la directrice de la clinique
Buchinger qui aborde le jeûne sous ses différents
aspects, physique, émotionnel, psychologique...

Côté cuisine

▶ **Extracteur de Jus :**

Vous trouverez de nombreux modèles sur Internet et en
boutique, avec différents niveaux de qualité et de prix.
J'ai personnellement acheté des modèles premier prix au
début (Koenig, Domoclip...), qui me donnaient satisfaction
les premiers temps, mais j'ai fini par craquer pour un
Angel, la Rolls Royce des extracteurs. Tout en inox, sans
pièce en plastique, il a une double vis, avec bien sûr une
vitesse d'extraction lente. Il coûte environ 1200€. Vous
trouverez des extracteurs de moyenne gamme, autours
de 300 à 500€ verticaux ou horizontaux qui fonctionnent
très bien pour un usage domestique. Mais si vous le
pouvez, investissez directement pour un Angel. Les jus
se font rapidement, facilement, le nettoyage est un jeu
d'enfant, et surtout il y a moins de fibres et le jus n'a pas
le même goût ! Demandez à essayer sur des stands de
démonstration, vous en serez convaincu(e).

Vous pouvez trouver des extracteurs sur la boutique Régénérescence qui distribue ce livre également, et conseillés par Thierry Casasnovas. Vous bénéficiez de la livraison gratuite avec ce code : JUSTINE19 (pour les autres années pensez à mettre le code à jour 2020 = JUSTINE20 etc...)

Régénérescence : **www.regenerescence.com**

▶ **Menus de santé pour la reprise alimentaire et au quotidien**

▶ **La Reprise Alimentaire**

Justine Lamboley, éditions H'aim (2018)

La reprise alimentaire est peut-être la période la plus importante du jeûne et pourtant de nombreux jeûneurs la négligent. Menus jour par jour pour la phase de reprise alimentaire, conseils alimentaires au quotidien pour la suite, c'est le livre idéal pour toutes les personnes qui font un jeûne à la maison ou dans un centre de jeûne et qui effectuent la reprise alimentaire chez elles.

▶ **Les jus de fruits et légumes frais**

Norman Walker, Macro éditions (2014)

Un livre exhaustif sur les bienfaits des jus de légumes avec une description des bienfaits pour chaque légume et fruit. Egalement un tableau des jus conseillés pour chaque pathologie.

▶ **Petit dictionnaire des aliments et nutriments remèdes**

Professeur Grégoire Jauvais, Série radieuse (2015)

Description détaillée des bienfaits de chaque aliment dans une première partie et présentation de l'alimentation de santé spécifique à l'être humain dans une deuxième partie très complète.

▶ |CUISINE CRUE| **Livres et ressources de Cuisine végétarienne et crue**

- Camila Prioli « Cuisine Crue », éditions Rustica (2016)
- Leila Trissi et Xavier Boulière « Cuisiner cru : 70 recettes raw food », éditions alternatives (2013)
- Cilou, Crusine Académie : des vidéos et des programmes d'enseignement pour faire de la cuisine crue à la maison

Compléments alimentaires

(J'ai personnellement testé ces produits et je les recommande à mes consultants. Cette liste est « ma liste perso » des compléments que j'utilise, mais il existe d'autres produits fantastiques sur le marché que vous pouvez connaître et qui vous donneront d'excellents résultats)

- **Mélanges de plantes Regenerescence**

  HEPATO (pour le foie), **PARASITO** (pour les parasites) **et PURE ELIMINATION** (detox globale) notamment. Attention ces produits sont puissants et peuvent créer des symptômes de détoxination, commencez la cure doucement.

  Vous bénéficiez de -10% sur les mélanges de plantes avec le code JALM2019 (pour les autres années pensez à mettre le code à jour JALM20 etc...)

  www.regenerescence.com

- **Laboratoire La Royale**

  Probiotiques (de souche humaine et non animale) Royal Pro-Flor et Royal Ner-Flor enrichis en glutamine. A conseiller quelques jours avant le jeûne et/ ou en sortie de jeûne, après la première semaine de réalimentation. Roy-Eau VB (vésicule biliaire), Chardon Marie et Acido (« équilibre acido-basique) − Cure de 10-15 jours avant le jeûne à raison d'une à deux ampoules par jour

  Excellents produits de la ruche également (gelée royale, pollen, propolis...) en sortie de jeûne.

  www.la-royale.com

▶ **Laboratoire Herbolistique**

Perméabilité-zéolite : zéolite, L-glutamine, L-méthionine, curcuma, lactobacillus acidophilus et casei, lactococcus lactis, bifi- dobacterium longum, breve et bifidum. A prendre une semaine avant le jeûne, puis après le jeûne.

Probiotique : Z-biotic probiotique à tropisme nerveux (stress, anxiété, état dépressif)

Klamastim : Klamath, jus d'herbe d'orge, spiruline

www.herbolistique.com

▶ **Sirop de Radis noir cru**

Sirop de radis noir cru, cure détox du foie de 15 jours. Permet la détoxination du foie et de la vésicule biliaire. Il s'agit d'un produit cru. Les ampoules de radis noir n'ont pas aussi bon goût et sont d'expérience parfois trop détoxinantes d'où de nombreux symptômes de détox. Je recommande de faire la cure 7 à 10 jours avant de jeûner et de terminer le flacon après votre jeûne pour aider l'organisme à terminer le nettoyage.

▶ **Spiruline**

Spiruline Bio en paillettes à trouver dans votre région

▶ **Huile de coco, sucre de coco, eau de coco et autres produits à base de Coco**

www.pureflow.com (Scott Bell. Des produits bio, crus, sans gluten, fabriqués de façon éthique aux Philippines, Thaïlande et en France. Un goût incomparable, à tester et à comparer avec d'autres marques)

En accompagnement du jeûne

Livres pour accompagner le jeûne, et prendre conscience de la nourriture saine pour le corps et l'esprit, l'énergie positive, et attirer le succès et le bonheur dans sa vie :

▸ **Pratiquez le bonheur, Passeport pour la Santé,**

Justine Lamboley, H'AIM Publishing (2016) Ce livre transformera votre idée du bonheur et de la vie.

Livre disponible sur Amazon, en e-book et livre papier : http://amzn.to/1TDmB0N

▸ **L'apprentissage de l'imperfection**

Tal ben Shahar, Pocket (2009)

«Un petit traité pour se libérer d'un mal insidieux : le perfectionnisme ».

▸ **CD de Méditations quotidiennes de Marianne Williamson**

(Il y a des centaines d'ouvrages, de CDs, de livres audios, des professeurs de méditation, des enseignements spirituels qui peuvent vous accompagner durant votre jeûne... à vous de faire votre choix suivant vos sensibilités.)

Séjour de Jeûne en Thalasso

Séjour d'une semaine en Thalasso à La Grande Motte, encadré par trois naturopathes, programme complet d'ateliers, balades, méditations, activités aquatiques et fitness, consultation d'arrivée, repas de célébration, appartement individuel ou en couple (ou entre ami(e)s).

www.jeunesante.eu

(Vous trouverez également d'autres séjours de qualité. Attention ceci dit à plutôt choisir un jeûne cocooning, sans trop d'activités sportives à moins d'être en pleine forme et de ne pas être acidifié(e) par le stress et une alimentation non adaptée. Le cas échéant, le jeûne avec activité physique vous fatiguera sûrement encore plus et n'aura pas les effets escomptés. L'eau de mer est également primordiale afin d'alcaliniser le corps et de passer la période de jeûne agréablement.)

Encadrement de séjour de jeûne

Vous êtes naturopathe (ou thérapeute), et vous souhaitez encadrer des séjours de jeûne

Nous pouvons vous former grâce à un programme en ligne et en présentiel à La Grande Motte. Plus d'infos : **www.haim.academy**

Témoignages

Anne-Marie, 63 ans -retraitée – a jeûné en août 2016

« Je voulais effectuer un nettoyage cellulaire et cela a marché... J'ai perdu 5 kg durant la semaine, et je rentre vraiment dans des vêtements que j'avais perdu l'espoir de porter à nouveau !

J'ai l'impression de vivre un nettoyage sur tous les plans car je remarque de plus en plus de synchronicités parlantes ou étranges... Je ne fais rien pour les provoquer, j'observe et j'accueille simplement. »

Selma, 34 ans -maman – a jeûné en novembre 2016

« J'avais l'habitude de jeûner pour Ramadan et j'ai lu récemment l'ouvrage « Jeûner à la maison » en pensant l'utiliser pour le mois du jeûne. Je ne pensais pas essayer de jeûner une semaine et j'étais vraiment sceptique sur la pratique. J'ai essayé et suivi les conseils du livre et je ne le regrette pas. Moi qui souffrais d'hypertension, elle est descendue, j'avais été diagnostiquée avec un pré-diabète, ma glycémie est revenue dans des taux normaux, et j'ai profité de ce temps pour moi, pour me consacrer totalement à Dieu, chose que je ne peux pas faire quand je travaille durant le Ramadan. Ce jeûne a vraiment été un miracle pour moi. D'ailleurs, cette année, je jeûnerai de façon différente, dans le vrai esprit de Ramadan, fini les pâtisseries au miel le soir, je ne mangerai que des fruits et légumes ! »

Claude, 56 ans, entrepreneur – a jeûné en septembre 2016

« J'ai jeûné sur la recommandation de mon médecin. Je suis un bon vivant, j'aime bien manger et cela se ressent sur ma santé ! Jeûner m'effrayait vraiment. Moi, ne pas manger pendant une semaine ? Aujourd'hui je le referai chaque année en entretien. Je n'ai même pas eu faim, je me suis senti léger, et il y a eu comme un déclic, une lucidité pour prendre une décision dans ma vie, j'ai eu le courage de changer de cap. Mes appréhensions étaient vraiment infondées et surtout j'ai eu un accompagnement vraiment professionnel et bienveillant. Justine a su trouver les mots pour me rassurer dès le début du jeûne et nous a apporté les conseils ensuite au quotidien durant les ateliers sur le jeûne et l'alimentation. Le fait d'être soutenu et accompagné au quotidien a vraiment fait une grande différence je pense dans la réussite de mon jeûne. »

Christina, 32 ans – journaliste

« J'en suis à mon troisième jeûne, et l'expérience se passe maintenant beaucoup mieux que la première fois. Au départ, j'ignorais tout sur la purge qu'il faut faire avant de jeûner pour ne pas avoir faim. J'ignorais quel produit prendre, quel jus ou quels aliments prendre durant le jeûne... J'ai souvent demandé conseil à Justine qui m'a tout expliqué. J'ai aussi appris à rompre le jeûne et l'importance d'attendre quelques jours avant de reprendre une alimentation normale. Ses conseils ont été précieux. Le jeûne me permet de me vider et me reconnecter a moi-même. Je suis reconnaissante à Justine et « Jeûner à la maison » de m'avoir accompagnée dans cette voie. »

Sabrina, 34 ans – contrôleuse de gestion

« Grâce au livre de Justine et à ses conseils sur le forum Jeûner à la maison, j'ai pu apprendre à m'écouter et être guidée pour savoir où je veux aller. Le jeûne m'a énormément apporté aussi bien d'un point de vue physique, psychologique que spirituel... En effet, grâce au jeûne, j'ai réussi à beaucoup réduire mes addictions alimentaires (même les jours ou je mange normalement, ma routine a changé car je continue de jeûner tous les matins jusqu'à 12h30 et le soir si je ne ressens pas la faim, je ne mange pas après 17h30). Je sens que mon corps se nettoie, le jeûne et les purges (Chlorumagène...) aident énormément à se débarrasser des parasites. Le jeûne et les purges permettent une régénération du corps : en effet, j'avais de gros problèmes d'inflammation et de mini paralysies des mains, très douloureuses, et cela a disparu depuis que je suis passée à ce mode de vie.

Le jeûne est pour moi une libération du cercle vicieux de la consommation ou sur-consommation car je n'ai plus le stress de « que faire à manger » tout le temps, s'il n'y a rien à la maison alors no-stress, soit je croque un fruit, des noix, je me fais un jus de légumes, il y a une grosse réduction du temps passé en cuisine. »

A propos de l'auteure

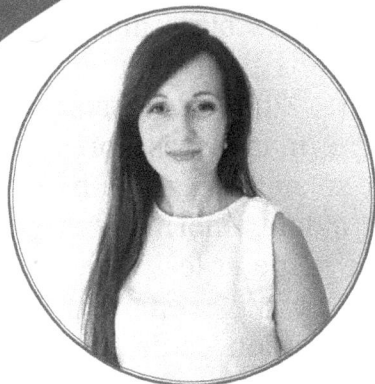

Justine Lamboley est naturopathe et Heilpraktiker.

Passionnée par le jeûne et les cures détox, elle encadre des stages de jeûne en Thalasso avec Jeûne Santé www.jeunesante.eu. Elle anime également le blog pratique pour jeûner à la maison : www.jeuneralamaison. fr et le groupe Facebook du même nom. Elle propose un programme d'accompagnement en ligne au jeûne à la maison, disponible sur le blog.

Diplômée de Sciences-po Paris, Justine a travaillé en tant que journaliste pendant plusieurs années pour CNN, BBC, France 24 et RFI avant de se sentir appelée à changer de vie pour partager la santé et le bien-être avec le plus grand nombre.

Parfaitement anglophone et arabophone, Justine est une auteure et conférencière polyglotte. Elle réside à Vilamoura, au Sud du Portugal où elle prépare l'ouverture d'un centre de jeûne et de régénération.

Jeûner, c'est laisser notre médecin intérieur agir pour atteindre la pleine santé, se sentir régénéré, rempli de vitalité et tout simplement plus heureux.

Contact

Restez connectés avec moi pour recevoir les derniers articles sur la santé et le bien-être, poser des questions, donner votre retour, me faire part de vos commentaires ou suggestions.

Blog : Allez sur Jeûner à la Maison www.jeuneralamaison.fr et téléchargez gratuitement votre livret pour « Bien Préparer son Jeûne ».

E-mail :   justine.lamboley@jeuneralamaison.fr

Instagram : jeuneralamaison / justine lamboley

Facebook :   www.facebook.com/JustineLamboley
                 www.facebook.com/jeuneralamaison

Groupe d'échange et de soutien : Groupe Facebook « Jeûner à la maison » pour échanger et partager votre expérience.

Jeûne encadré : site Jeûne Santé en Thalasso si vous souhaitez participer à un stage de jeûne en Thalasso à La Grande Motte : www.jeunesante.eu

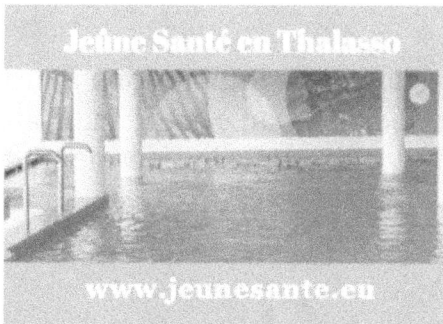

Merci à vous !

'espère que ce guide du jeûne vous a donné envie de jeûner si vous n'avez jamais osé vous lancer et que si vous l'avez expérimenté, il sera un fidèle compagnon durant votre jeûne ou détox. Rappelez-vous que quelle que soit la durée de votre jeûne, vous êtes une personne formidable qui mérite de vivre le meilleur chaque jour. Je vous souhaite beaucoup de joie et bonheur et je vous serai reconnaissante si vous pouvez prendre une minute pour donner une appréciation à Jeûner à la maison, le guide pratique pour faire un jeûne ou une cure détox sur le site Amazon. Rendez-vous sur www.amazon.fr, tapez mon nom dans la recherche, et laissez un commentaire en bas de la page consacrée à l'ouvrage.

Partagez à vos amis comment atteindre la pleine santé, se connecter à soi-même et faire une pause dans sa vie. Donnez leur envie d'expérimenter le jeûne pour se libérer des douleurs, des maladies plus ou moins bénignes, mais aussi de leurs préjugés et de leur peur de jeûner. Partagez votre expérience de cette thérapie gratuite, accessible à tous et qui surpasse de nombreux traitements allopathiques.

Vous pouvez partager vos impressions à propos de ce livre sur les réseaux sociaux, par e-mail, mais aussi autour d'un bon jus pressé ou d'une infusion de menthe !

www.ingramcontent.com/pod-product-compliance
Lightning Source LLC
Chambersburg PA
CBHW050353280326
41933CB00010BA/1446